평생 걷고 뛰고 싶다면
생존근육 3가지만 키워라

평생 걷고 뛰고 싶다면

생존근육
3가지만 키워라

이상모 지음

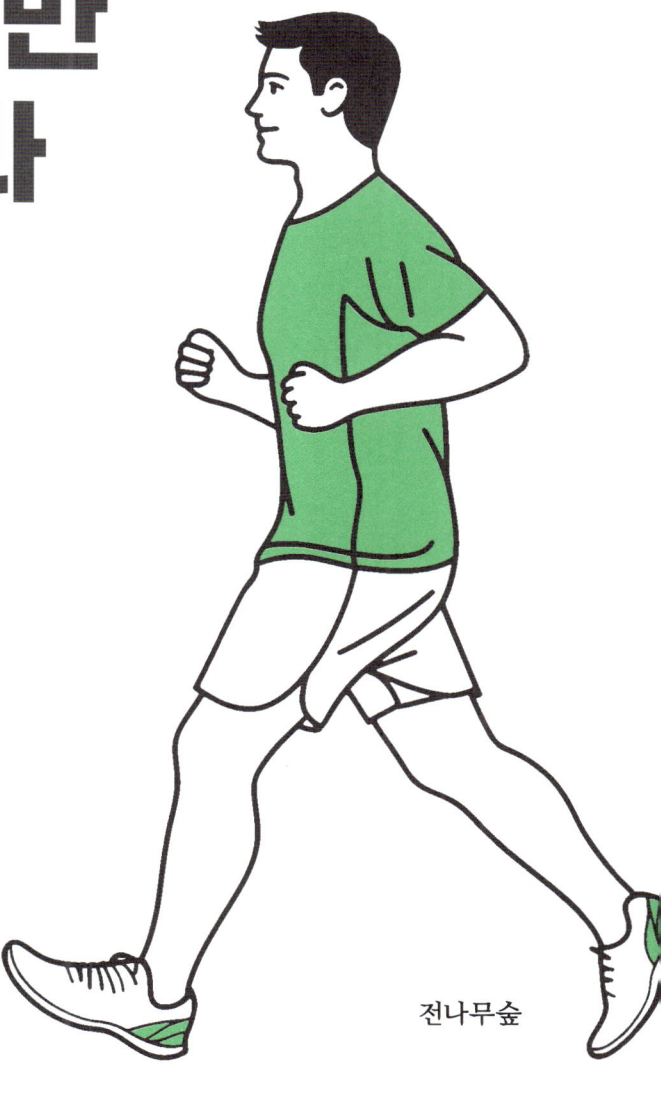

전나무숲

프롤로그

생존근육 3가지만 키우면
활기찬 '평생 젊은이'로 살아갈 수 있다

나는 40년 넘는 세월 동안 국가대표급 운동선수, 특수요원, 그리고 일반인에게 체력 및 건강 운동을 교육하고 지도했다. 국군체육부대(상무 팀)에서는 36개 팀의 체력 훈련 담당관으로, 국정원에서는 32년간 특수요원의 체력 및 건강 운동 담당 교수로 일했다. 그 과정에서 크게 깨달은 것은 '근력운동은 누구나 해야 하는 필수 운동'이라는 것이다.

운동선수도 일반인도 근력운동은 평생 해야 한다

내가 처음 근력운동에 주목한 것은, 1986년 상무 팀 운동선수들의 체력담당관으로 근무하던 시절이다. 하지만 당시에는 선수들이나 팀에서 근력운동을 이해하지 못하고 등한시하는 분위기였다. 나는 이미 세계적인 팀들은 근력운동을 필수 과정으로 실시하고 있다는 점과 그 결과에 대한 분석 자료, 승률과의 상관관계 등을 지도자들에게 설명하며 이해와 설득을 반복한 끝에 마침내 지휘부의 적극적인 지원으로 선수들에게 근력운동을 강력하게 실시하게 되었다. 그 효과는 6개월 후부터 나타났다. 에너지 넘치고 지칠 줄 모르는 체력, 경기에 출전할 때마다 연전연승으로 승률이 전보다 30% 이상 향상되는 등 놀라운 결과를 낳았다. 이로 인해 다른 팀에도 근력운동의 효과가 알려졌으며, 더 빨리 더 멀리 더 높이 능력을 향상시키는 근력운동은 운동선수에게 필수 과정이 되었다.

1990년 초, 근력운동이 일반인의 건강 증진에 도움이 되리라고는 상상도 못 하던 시절에 일반인을 대상으로 근력운동을 실시하기도 했다. 내가 국정원 국가정보대학원 체육교수로 있을 때인데 50대 간부들을 대상으로 '왜 근력운동이 필요한가?'라는 주제로 강의를 했다. 그런데 강의 시작 10분 만에 "우리가 육체미 선수도 아닌데 무슨 근력운동이냐?"라며 교육생들이 불만을 제기했다. 당시 상황으로는 당연한 불만이었을 것이다. 그러나 3개월 만에 반응이 백팔십도로 바뀌었다. 다리와 엉덩이, 복부 근육이 단단해지고, 가슴근육이 생기고, 팔에는 알통이 조금씩 생기자 상황이 완전히 반전됐다. 간헐적으로 나타났던 무릎, 어깨, 허리 관절의 통증이 사라지고 피곤함도 사라져 오히려 활력으로 자신감이 넘쳤다.

달리기를 병행한 교육생들은 더 큰 변화가 있었다. 50대 초반의 초고도 비만인 한 간부 교육생은 근력운동 후 달리기를 운동장 한 바퀴부터 시작했는데 6개월 후엔 30kg이나 체중이 줄어들고 마라톤에 도전해 성공하였다. 그렇게 나는 퇴임 전까지 전 교육생을 대상으로 근력운동의 중요성에 관한 이론과 실기 교육을 했다.

근력운동으로는 케틀벨 운동이 최고다

체력·건강 담당 교수로 재직한 지 25년이 넘어갈 즈음, 일상에서 근력운동의 건강 효과를 누릴 수 있는 방법을 찾기 시작했다. 근력운동은 누구나 평생 습관처럼 해야 하는데도 불구하고 시간이 없다는 이유로 운동을 멀리하는 주변 사람들을 보니 안타까운 마음에, 누구나 시간과 장소에 구애받지 않고 짧은 시간만 운동해도 건강 효과를 끌어올릴 수 있는 운동법을 찾아 고민하고 또 고민했다. 그렇게 해서 찾은 것이 '케틀벨 운동'이다. 케틀벨 운동은 근력과 심폐 기능을 키우는 운동이다. 체력과 건강을 좋게 하고 평생 젊음을 유지하기 위해서는 근력과 심폐 기능이 향상되어야 하는데, 케틀벨 운동이 이 조건을 만족시켜준다. 근육이 있어야 움직임이 활발하고, 심폐 기능이 좋아야 마음껏 걷고 뛰고 움직일 수 있다. 케틀벨 운동은 바쁜 직장인이나 주부, 은퇴 후 노후 생활을 하는 사람들까지 남녀노소 누구나 시간과 공간에 구애받지 않고 할 수 있는 최상의 운동법이라고 예상했다.

나의 예상은 적중했다. 우연히 소개로 만나 인연을 이어오던 대학선배 두 분의 경우가 그 예이다. 당시 두 분은 60대 초반 여성이었는데 한 분은 근육량이 부족해 너무 허약한 상태였고, 다른 한 분 역시 근육량 부족으로 등·어깨·무릎 관절에 통증이 시작된 상태였다. 나는 두 분께 케틀벨로 3가지 근력운동을 시켰다. 처음에는 케틀벨 4kg로 가볍게 스윙을 15회씩 3세트 하도록 했고, 운동량이 늘어서 8kg짜리 케틀벨로 스윙을 30~50회씩 4~5세트까지 하게 되었다. 10여 년이 지난 지금도 두 분은 70대 중반임에도 꾸준히 케틀벨 근력운동을 하고 있다. 허리가 꼿꼿하게 세워졌고, 무릎·어깨·허리 관절 통증은 물론 신체적 이상 증상들이 전부 사라졌다. 그리고 키가 160cm로 단신임에도 불구하고 골프 비거리 170m의 장타를 치고 있다. 케틀벨 운동으로 근육을 키운 효과였다.

20대에서 50대까지 2,000여 명을 대상으로 케틀벨 운동을 지도

한 결과도 마찬가지였다. 20~30대는 근육맨이 되고, 40대는 지리산 천왕봉을 한 번에 완주할 수 있을 만큼 체력이 강해졌다. 50대는 생활습관성 질환인 당뇨병, 고혈압, 고지혈증, 무릎·어깨·허리 관절의 퇴행성 관절염 등이 예방 및 개선되고 재활되었다.

일찍 시작할수록 좋지만, 늦어도 50대에는 시작하자

내가 40여 년간 근력운동과 유산소운동에 관한 연구와 현장 경험을 통해 얻은 결론은 아주 간단하다. 일반인의 체력과 건강 증진, 삶의 질 향상에 필요한 운동은 케틀벨 운동 3가지만 하면 충분하다는 것이다. 바로 케틀벨 스윙과 케틀벨 푸시, 케틀벨 로우이다. 이 운동으로 생존근육 3가지, 즉 앉았다 일어서는 근육, 미는 근육과 당기는 근육만 키우면 대부분의 근육들도 퇴행이 지연되거나 더 향상된다. 이 3가지 근육이 향상되면 생존을 위한 에너지를 얻고, 내적·외적 위험으로부터 스스로를 보호할 수 있게 된다.

생존근육을 키우는 운동을 30~40대부터 시작하면 중년에 찾아오는 당뇨병, 고혈압, 비만, 심혈관계 질환 등을 예방할 수 있다. 하지만 50대부터 시작해도 결코 늦지 않다. 60~70대에 겪을 수 있는 질병들을 미리 예방할 수 있기 때문이다. 특히 60~70대의 70% 이상이 근육과 관절, 인대, 건, 신경 등의 노화로 움직임이 약해지는 운동기능저하증을 겪는다. 게다가 허리, 무릎, 고관절 등의 주요 관절의 퇴행으로 인해 관절통을 달고 산다. 움직이는 기능이 저하되고 나면 회복하기 힘들어진다. 그러니 늦어도 50대에는 꼭 근력운동을 시작하자.

건강은 하루아침에 만들어지지 않는다. 건강 증진은 운동을 꾸준하게 오랜 기간 생활화했을 때 가능하다. 늦어도 50대부터는 운동을 시작해야 원하는 대로 움직일 수 있을 만큼의 근육과 관절을 유지하고 인생의 황금기인 60~70대에 왕성하게 활동하고 행복하게 움직일 수 있다. 운동의 시작은 빠르면 빠를수록 좋다. 근육이 강해지면 70대에도 마라톤에 도전하고 100세에도 꼿꼿하게 길거리를 활보할 수 있다.

이 책에 생존근육 3가지를 키우는 근육운동법에 대해 자세히 소개했으니 꾸준히 실천해서 평생 젊은이로 살아가길 바란다.

생존근육을 키워서 노후에도 마음껏 활동하며 살지, 근육운동을 멀리해서 근육이 약해지거나 없어져 노후에 보호시설에서 마지막 인생을 보낼지는 당신의 의지와 실천에 달렸다.

_ 이상모

차례

프롤로그
_ 생존근육 3가지만 키우면 활기찬 '평생 젊은이'로 살아갈 수 있다   4

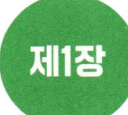

제1장 100세까지 평생 걷고 뛸 수 있다

인간은 누구나 생로병사한다   16
100세 시대는 축복일까 재앙일까   19
근력운동이 100세 시대를 축복으로 만든다   23
우리 몸의 핵심은 근육이다   27
엉덩이 근육이 부족하면 움직임도 없다   30
자세를 꼿꼿하게 유지하는 장수 근육   34
건강 100의 최대 걸림돌, 퇴행성 관절염   38
근력운동의 시작은 빠를수록 좋다   42
우리에게 필요한 적정 근육량은?   48
근육 감소증이 뭐기에 위험하다 할까?   51
근육은 제2의 심장이다   54
걷기 운동 전에 근력을 먼저 챙겨라   58
근력운동이 면역력을 높인다   63
비만은 악성질환! 근력운동으로 예방할 수 있다   68

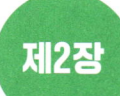

제2장 생존근육 3가지, 케틀벨 운동으로 키워라

홈트레이닝 시대에 적합한 최고의 운동　74

3가지 생존근육 단련으로 100세까지 걷고 뛸 수 있다　78

노화를 늦춰 생명 보호 시스템을 유지한다　82

■ 평생 걷고 뛰게 하는 생존근육　88

계단 오르기 이상의 운동 효과를 얻을 수 있다　90

6개월 만에 체력 왕이 될 수 있다　97

대사량을 늘려 체중과 지방을 줄인다　101

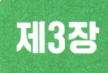

제3장 생존근육 키우는 케틀벨 운동 시작하기

케틀벨 운동에 대한 기본 상식　110

케틀벨 운동 수칙 10가지　112

스트레칭으로 준비운동 하기　115

케틀벨 중량 선택하기　119

케틀벨 운동 적응을 위한 맨몸 스쿼트　122

케틀벨 운동 초보 단계, 케틀벨 스쿼트　126

앉고 일어서는 운동, 케틀벨 스윙　130

밀어내는 운동, 케틀벨 푸시　134
당기는 운동, 케틀벨 로우　138
생존력을 높이는 연령별 체력 운동 프로그램　142
- 30~40대를 위한 체력 운동 프로그램　143
- 50대를 위한 체력 운동 프로그램　144
- 60대 이후를 위한 체력 운동 프로그램　146

제4장 걷고 달리면 뇌가 행복해진다

인생의 고비, 나는 운동으로 극복했다　150
스트레스는 제거할 수 없다?　156
스트레스 증폭기 HPA축을 관리하자　162
운동이 우울증과 불안증을 이긴다　168
운동이 뇌 기능을 복구한다　173
뇌 기능을 건강하게 만드는 5단계 운동 프로그램　178

제5장 근력운동 성공 비법 9가지

3주, 3개월의 고비를 넘기자 188

3가지 운동 원리를 지키자 192

워밍업 세트를 반드시 거치자 195

먼저 생존근육을 단련하자 197

'건강 짱'을 목표로 운동을 하자 199

슬로 트레이닝으로 운동하자 201

근육운동을 먼저, 유산소운동은 나중에 하자 203

나이가 많을수록 단백질 섭취량을 늘리자 206

영양 섭취 타이밍을 지키자 209

참고문헌 213

제1장

100세까지 평생 걷고 뛸 수 있다

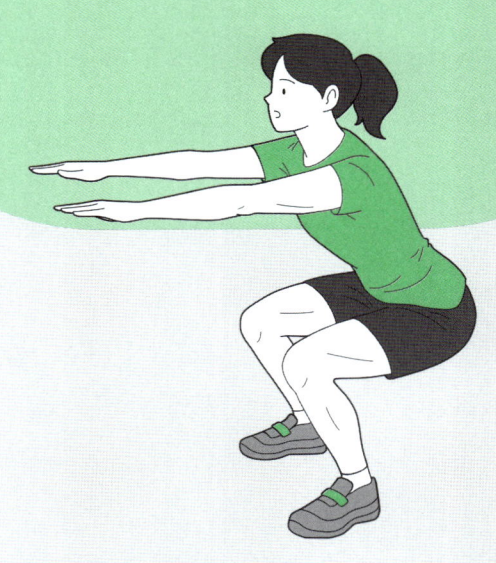

인간은 누구나 생로병사한다

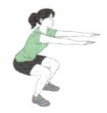

인간은 누구나 태어나서 성장하고 늙고 병들어 사망하는 생로병사(生老病死) 과정을 거친다. 출생과 함께 성장하여 유아기, 아동기, 사춘기, 청년기를 거치면서 성장한 신체는 30대 초·중반부터 노화가 시작되고, 40대 중반을 넘기면서 노화로 인한 질환들이 서서히 나타나다가 50~60대가 되면 노화 속도가 더 빨라져 생활습관성 질환과 관절염 등의 질환을 마치 친구마냥 여기며 살아가게 된다. 그러다 질환이 더 깊어지고 악화되면 생애주기의 마지막 단계인 사망에 이르게 된다.

탄생과 성장, 노화, 질병, 죽음의 '생로병사'는 누구도 거역할 수 없는 자연의 섭리이다. 모든 인간은 예외 없이 이 과정을 거친다. 그러나 노화 과정을 어떻게 관리하느냐에 따라 질병에 대한 저항력과 노화 속도가 달라진다.

　노화를 지연시키고 질병에 대한 저항력을 높이는 것은 생애 기간 중 병든 기간을 최소화하여 노후를 건강하고 행복하게 살아가는 데 무엇보다 중요하다. 노화는 막을 수 없지만 지연시킬 수는 있으며, 그렇게만 된다면 병들지 않고 행복한 노후를 살다가 죽음을 맞이할 수 있다.

　신체적 노화는 생리적 기능이 떨어지는 과정이다. 세포의 단백질 합성 능력이 떨어지고 면역 기능이 저하되고 체내 지방이 증가하면서 심혈관계에 장애가 나타나고, 근육이 노화되면서 근력이 감소하고 활력도 떨어진다.

　신체적 노화를 지연시키는 가장 효과적인 방법은 운동이며, 그 중에서도 근력을 키우는 운동이 최우선이다. 근육은 30대 중반부터 매년 약 1%씩 줄어들기 시작해 70대가 되면 20대의 근육량에 비해 25% 이상 줄어들고, 80대가 되면 50%까지 줄어든다. 근육은 움직임을 일으키는 원동력으로, 근육이 없어지는 정도에 따라 움직임도 줄어들고 약해진다. 그러나 근력운동을 통해 근육에 힘이 생기면 움직일 수 있고, 움직일 수 있으면 만병을 이겨낼 면역력이 강화되고 자연치유력이 생긴다. 하지만 근육이 없으면 움직일 수 없고, 각종 질환을 이겨낼 면역력이 약해져서 질병을 달고 살게 되어 삶의 질도 그만큼 낮아진다. '근육이 없으면 중증질환자'라는 말이 괜히 생긴 것이 아니다.

근력운동은 연령대에 따라 다른 방식으로 해야 한다. 20~30대에는 스피드와 파워를 향상시키는 운동을 해서 평생 내 몸을 지탱해줄 근력을 길러야 하고, 노화가 진행 중인 40~50대에는 당뇨병, 심장병, 관절염 등 생활습관성 질환을 예방하기 위해 근력운동과 유산소운동을 병행해서 무병장수의 삶을 준비해야 한다. 근육이 빠르게 줄어드는 60대 이후에는 활동을 유지하기 위해서라도 밥 먹듯이 근력운동을 해야 한다. 이때부터는 한 줌의 보석보다 중요한 것이 근육이기 때문이다.

살아가는 동안 질병으로 고통받는 시간을 줄이고, 활력 있고 행복한 시간을 늘리는 것보다 더 소중한 일은 없다. 나이 들어 관절 통증으로 매일 밤 잠을 이루지 못하는 고통을 겪고 싶지 않다면 이제라도 근력운동을 해야 한다.

100세 시대는
축복일까 재앙일까

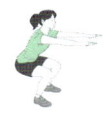

　20세기 이후 공중보건과 의료 기술의 발달로 기대수명이 크게 늘어났다. AI(인공지능)와 생명공학 기술의 진화는 영생(永生)이 가능할 것이라는 믿음까지 준다. 이런 맥락에서 일부 학자들은 '25세까지를 성장기로 볼 때 성장기의 5배인 125세까지 살 수 있다'고 주장한다.

　그러나 과학 학술지 〈사이언스〉에 실린 한 연구는 '인간의 수명은 한계가 없다'고 발표했다. 유엔은 이미 2009년 〈세계 인구 고령화〉 보고서에서 '평균수명이 100세를 넘는 호모 헌드레드(homo hundred)의 시대가 올 것'이라고 예고했다. 실제로 2019년을 기준으로 프랑스의 잔 칼망(1875~1997년)은 122세까지 살았으며, 아제르바이젠의 라리 무스리모프(1805~1973년)는 168세, 엠마 모라노

(1899~2017년)는 117세까지 사는 등 인간의 수명은 계속 늘어나는 추세이다. 우리나라의 경우, 통계청이 발표한 주민등록인구수(2023년 3월 기준) 자료에 의하면 65세 이상 성인이 984만 2,000명으로 증가하고, 100세 이상 초고령자도 2만 명을 넘어섰다.

이런 시대적 흐름과 함께 '100세 시대는 축복인가, 재앙인가'라는 물음이 일면서 수명 연장에 대한 희망과 두려움이 교차하고 있다. 통계청의 2023년 자료(2022년 생명표)에 의하면, 기대수명은 점점 증가하고 있지만 건강수명과는 10년 이상의 격차를 보이고 있기 때문이다. 기대수명은 출생부터 생존할 것이라고 기대되는 수명을 말하고, 건강수명은 기대수명에서 질병이나 장애의 기간을 뺀 건강한 삶의 기간을 말한다. 기대수명과 건강수명의 격차가 적을수록 노년의 삶이 행복한 시간이 될 것이고, 그 격차가 클수록 노후에 고통과 고난의 시간을 보낸다고 보면 된다. 얼마나 오래 사느냐가 아니라 얼마나 건강하게 사느냐를 고민해야 하는 때가 온 것이다.

100세 시대를 축복으로 만드는 비결

건강수명을 늘려 행복하고 활기 넘치는 노후를 보내는 가장 효과적인 방법은 운동을 꾸준히 하는 것이다. 건강하게 살아가려면 신체 기능뿐만 아니라 뇌 기능 또한 중요하다. 많이 움직이면 뇌에 산소를 충분히 공급하게 되어 뇌세포는 계속 증가할 수 있다.

운동 중에서도 근력운동으로 근육을 단련해서 신체를 움직여주면 노화로 인한 뇌세포 손상을 막을 수 있어 치매, 우울증과 같은 정신질환을 극복할 수 있다. 높은 신체 기능과 인지능력을 유지하는 것이야말로 행복한 노후의 비결이라 할 수 있다.

근력운동을 하면 움직임은 자연적으로 따라온다. 90세, 100세에도 근력운동은 반드시 해야 한다. 그동안 사느라 바빠서 운동할 여유가 없었더라도 늦지 않았다. 늦어도 50대부터 근력운동을 시작하면 100세에도 맘껏 걷고 뛸 수 있다. 행복과 축복으로 가득한 100세 시대를 살아가기 위해서는 미루지 말고 당장 근력운동을 시작해야 한다. 신체를 움직이게 하는 근육이 강해지면 움직임을 오랫동안 할 수 있고 빠르게 움직일 수 있다.

주변을 살펴보면 요양병원이나 요양원 간판이 쉽게 눈에 들어온다. 핵가족 시대이다 보니 부모 입장에서 몸이 아프면 자식의 돌봄을 기대하기보다 요양병원이나 요양원을 찾는 사람들이 늘어난 영향이다. 이 책을 읽는 당신도 '나도 언젠가 움직이지 못할 정도가 되면 요양병원에서 살겠다'는 생각을 할지도 모르겠다. 그러나 요양병원이나 요양원을 떠올리기 전에 근력운동을 해서 늙어서도 활동하는 건강한 몸을 만들어야 한다.

사실 우리 아버지도 요양병원에서 마지막 인생을 보내셨다. 다행인지 불행인지 모르겠지만 7개월이라는 길지 않은 시간 동안 누워서 지내시면서, 마지막에는 아무도 기억하지 못하고 돌아가셨다. 집에서 가족들과 함께 생의 마지막을 보내고 싶어 하셨지만, 낙상으로 몸을 움직일 수 없게 되자 대소변을 해결하지 못해 결국 요양병원에서 쓸쓸히 생을 마감하셨다. 그래도 아버지는 70대 이후부터 내가 만들어준 맞춤형 운동 프로그램을 꾸준히 하신 덕분에 낙상사고가 나기 전인 92세까지 건강하게 움직이셨다.

내가 만들어드린 운동 프로그램은 아주 간단하지만 꼭 필요한 운동이었다. 먼저, 하루도 빠짐없이 소파나 의자에 앉았다 일어서는 근력운동을 하셨다. 초간단 스쿼트 운동이다. 하루에 200회(80대 중반부터 100~150회로 조정)를 하신 덕분에 움직임 근육의 급격한 감소를 지연시킬 수 있었다. 가까운 초등학교 운동장을 10바퀴(80대 중반부터 5~7바퀴로 조정) 걷는 유산소운동도 매일 하셨다. 그런 아버지를 보면서 나는 '요양병원에서 생을 마감하지 않으려면 하루도 빠짐없이 근력운동을 해야겠다'는 다짐을 하고 지금도 실천하고 있다.

죽기 전까지 움직이면서 행복하게 살려면 근력운동을 하자! 근력운동은 남녀노소가 따로 없으며, 근육은 적당한 자극만 주면 100세에도 증가할 수 있다. 몸을 움직일 수 없는 상황이라면 누워서 손가락, 발가락을 움직이는 운동이라도 하자. 이렇게 계속 움직이면 반드시 삶의 질이 더 좋아진다.

무엇보다 포기하지 않고 노력하는 것이 중요하다. 건강은 습관에 달려 있다. '100세 장수'가 재앙이 되지 않고 축복이 되려면 당장 오늘부터 근력운동으로 근육 적금통장을 만들자!

근력운동이 100세 시대를 축복으로 만든다

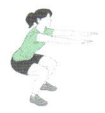

100세가 지났음에도 왕성하게 인생철학을 설파하고 있는 철학자 김형석 교수는 "100세를 살아보니, 60세쯤 돼야 철이 들고 내가 나를 믿게 된다"고 했다. 60~70대가 가장 행복한 시기라며, 그 시기를 가리켜 '인생의 노른자'라고 말한다. 인생의 즐거움과 행복은 20~30대, 40~50대만 누릴 수 있는 것이 아니라 60대, 70대, 80대도 누릴 수 있다는 말이 아닐까? 그러면서 신체적 건강도 강조했다.

"본인은 수십 년간 수영을 주 3회 이상 꾸준히 했으며, 집 근처를 50분간 걷기를 즐겼고, 생각할 때는 앉아서 하지 않고 서서 하고, 오르고 내릴 때는 계단을 이용하며, 주로 대중교통을 이용하는 등 일상에서 운동을 생활화했다."

100세가 넘은 고령이라는 사실을 고려하면, 상당한 운동량이다.

인생의 황금기라는 60~70대에 신체 건강이 받쳐주지 않으면 '인생의 노른자' 기간이 줄어들거나 없어질 수 있다. 원하는 대로 움직일 수 있을 만큼 근육과 관절이 튼튼해서 활동을 왕성하게 해야만 인생의 노른자 시기를 행복하게 누릴 수 있을 것이다.

50대에 시작해도 늦지 않다

건강은 하루아침에 만들어지지 않는다. 80~90대의 건강은 60~70대에 만들어지고, 60~70대의 건강은 40~50대부터 차곡차곡 쌓여서 결정된다. 건강 증진은 운동을 꾸준하게 오랜 기간 생활화했을 때 가능하고, 늦어도 50대부터는 운동을 시작해야 인생의 노른자 시기에 건강을 누릴 수 있다.

운동의 시작은 빠르면 빠를수록 좋다. 30~40대부터 시작하면 중년부터 찾아오는 당뇨병, 고혈압, 비만, 심혈관계 질환 등을 예방할 수 있지만 50대부터 시작해도 결코 늦지 않다. 60~70대에 겪을 수 있는 질병들을 미리 예방할 수 있기 때문이다. 60~70대의 70% 이상이 관절, 인대, 건, 근육, 신경의 노화로 움직임이 약해지는 운동기능저하증을 겪는다고 한다. 움직임 기능이 저하되면 너무 늦어 회복하기 힘들어진다. 게다가 60~70대는 허리, 무릎, 고

관절 등의 주요 관절이 퇴행성으로 인해 관절통을 달고 살기 시작하는 시기이다. 그러니 늦어도 50대에는 꼭 근력운동을 시작하자.

가벼운 근력운동부터 시작하자

운동은 가벼운 근력운동으로 시작하는 것이 매우 중요하다. 관절을 보호하고 움직임을 일으키는 근력운동을 하고, 어느 정도 근육이 생기면 다양한 운동으로 넓혀가는 것이 바람직하다. 아무리 운동이 보약이라 해도 중요 관절인 허리, 무릎, 어깨 관절에 무리가 가면 안 된다.

근육이 부족하면 가장 단순한 운동인 걷기도 무릎관절과 허리뼈에 무리가 될 수 있다. 많은 사람은 운동을 시작할 때 걷기나 달리기부터 시작하는데, 근육이 부족하면 그 충격은 골반과 무릎관절에 집중되고 그 영향으로 관절염으로 인한 통증 등 후유증이 생겨서 걷기 운동마저 포기하게 된다.

걷기 운동 시 무릎관절은 체중의 1.5~2배 이상의 하중을 받게 된다. 건강한 사람이라면 이 정도의 하중은 오히려 무릎관절 건강에 적정한 수준일 수 있다. 적당한 압력은 무릎관절에서 윤활유를 나오게 하기 때문이다. 그러나 근육이 부족하고 체중이 과체중 또는 비만 수준이거나 무릎관절의 퇴행이 시작되었다면 가벼운 걷기 운동도 어려울 수 있다. 걷기 운동은 다리 근육과 엉덩이 근육이 있어야 무리 없이 할 수 있다. 계단을 오르내릴 때 무릎에 가벼운 통증이 느껴진다면 걷기 운동을 중단하고 먼저 근력운동으로 근육을 만들어야 한다.

　세계적인 장수 국가 중 하나인 일본에서는 은퇴자들을 대상으로 근력운동을 적극적으로 장려하고 있다. 나이가 들어서도 움직임의 기초가 되는 근력운동을 가장 먼저 챙겨야 한다. 근육이 약해지면 일어설 수도 걸을 수도 없으며, 앉아 있기도 불편해진다. 신체를 돌볼 수 있는 것은 오직 근육이다.

　지금 나이가 몇이든 오늘 시작해도 절대 늦지 않았다. 가볍게 시작해서 꾸준히 운동하다 보면 1년 후 몰라보게 달라진 자신의 모습을 보게 될 것이다.

우리 몸의 핵심은 근육이다

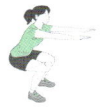

하루 종일 힘차게 뛰어다녀도 지치지 않아 슈퍼맨 체력으로 알고 있었는데 어느 순간 힘이 약해지고 걷는 속도도 느려지고 조금만 움직이면 쉽게 피곤해지는 것을 느낀 적이 있는가? 그렇다면 당신은 이미 '근력이 떨어진' 것이다.

나이가 들면서 근육은 줄어간다. 근육의 수가 줄어드는 것이 아니라 근육의 두께가 가늘어지기 때문에 힘이 떨어지는 것이다. 근육의 힘은 근육의 두께에 비례한다.

그러나 나이가 들어간다고 반드시 근력이 약해지는 것은 아니다. 중요한 것은 근육을 얼마나 자주 사용하는가에 달려 있다. 근육을 자주 사용하지 않으면 근섬유(근육세포)가 가늘어져 한 번에 사용할 수 있는 힘이 줄어들고, 장시간 계속해서 사용할 수 있는 힘도 줄어든다. 자주 사용하는 근육은 힘이 더 강해진다. 나이 들어서도 계속 사용한 근육은 줄어들지 않거나 아주 느리게 줄어들어 근력이 꽤 오래 유지된다.

우리 몸에는 크게 세 종류의 근육이 있다.

- 심장을 펌프처럼 움직이는 심장근
- 내장을 움직이는 내장근
- 관절을 움직여 움직임을 일으키는 골격근

이 세 가지 근육 중에서 자율신경의 지배를 받아 움직일 뿐 우리의 의지대로 움직여주지 않는 근육이 심장근과 내장근이다. 만일 심장근이나 내장근을 우리 마음대로 움직일 수 있다면 어떤 일이 벌어질까? 큰일이 난다. 왜냐하면 생명의 안전장치가 없어지기 때문이다. 반면, 골격근은 다르다. 골격근은 우리가 평소 움직일 때 사용되는 모든 근육을 말하며, 우리의 의지대로 움직이는 근육으로 이것이 힘의 원천이다.

골격근은 두 가지로 구분된다. 힘이 강하고 빨리 반응해 순간적인 힘을 내는 순발력 있는 근육을 속근(速筋)이라 하고, 비록 힘은 약하고 빠르게 반응하지 못하지만 오랜 시간 계속해서 힘을 내는 지구력 있는 근육을 지근(遲筋)이라 한다. 나이가 들면서 빨리 달리고 순간적으로 강한 힘을 내지 못하는 것은 순발력, 즉 속근이 줄어들기 때문이다. 앉았다 일어서기, 장시간 산책하기, 걷기 등 일상적인 활동에도 쉽게 지치고 피곤해지는 것은 지구력, 즉 지근이 감소했기 때문이다. 따라서 나이 들어서도 왕성히 활동하려면 속근과 지근 모두를 단련해야 한다.

근육은 근섬유라는 세포가 모여 이루어진다. 근섬유는 근육을 구성하는 단위이며 섬유처럼 가늘고 긴 모양의 세포로, 근섬유 하나는 속근이거나 지근이다. 그러므로 다리 근육이 전부 속근일 수 없고, 가슴 근육도 전부 지근일 수 없다. 신체 부위마다 속근과 지근의 구성 비율이 다를 뿐이다. 우리 몸을 지탱하기 위해 계속해서 움직이는 근육인 등 근육, 엉덩이 근육, 다리 근육은 지근의 비율이 높다.

그러나 나이가 들어 힘이 떨어지는 것은 속근과 지근의 비율보다 근육량이 줄어들고 근육의 두께가 얇아지는 것이 문제다. 그러니 노화가 느껴지는 중장년층이 근력운동을 하는 것은 선택이 아니라 필수다. 평생 혈기 왕성하게 움직이며 살기 위해서는 무엇보다 중요한 것이 근육이다. 근육이 있어야 직립의 본능을 유지할 수 있다.

엉덩이 근육이 부족하면 움직임도 없다

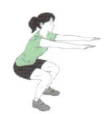

우리 몸은 약 200종 650개의 근육으로 구성되어 있다. 평균적으로 20~30대 남자는 체중의 43~45%가 근육이고, 20~30대 여자는 33~35%가 근육이다. 이 중 하체 근육이 70%를 차지한다. 포유류 대부분이 네 발로 신체를 지지하며 움직이는 데 비해 직립 동물인 인간은 두 다리로 걷는다. 지구의 중력을 거스르며 두 다리로 신체를 지탱하고 균형을 유지하며 움직일 수 있는 비결은 두 다리의 근육과 엉덩이 근육이라는 특별한 근육 덕분이다.

엉덩이 근육이 있어 걷고 달릴 수 있다

엉덩이 근육은 인간이 두 다리로 서고 걷는 것을 가능하게 만드는 중요한 근육 중 하나다. 엉덩이 근육은 대둔근, 중둔근, 소둔근으로 구분된다. 소둔근은 중둔근에 가려져 있으며, 중둔근은 대둔근에 많은 부분이 가려져 있어 눈으로 봐서는 구분하기 어렵다. 그래서 엉덩이 근육이라고 하면 일반적으로 대둔근을 말한다. 외적으로 섹시한 아름다움을 더하는 엉덩이 근육은 건강에도 아주 중요하고 소중하다.

근육의 움직임은, 골격근의 근육세포 양쪽에 있는 힘줄이 수축하면서 뼈를 움직이고 관절이 움직이면서 발생한다. 움직임에서 가장 중요한 다리 관절은 양쪽의 고관절이다. 물론 고관절, 무릎관절, 발목관절 모두 움직임에 중요한 관절이지만 고관절이 가장 중요한 역할을 한다. 한 걸음씩 걸을 때마다 고관절에 걸리는 충격은

엉덩이 근육

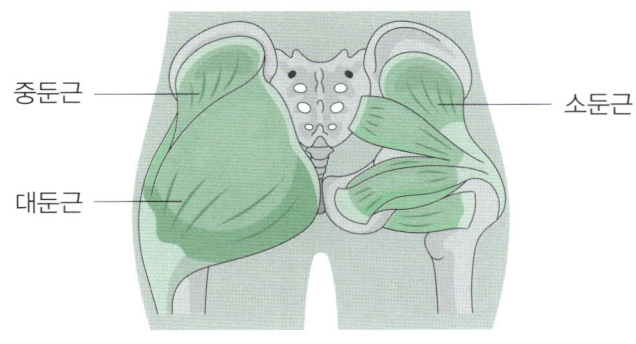

체중의 약 2~3배나 된다. 이 엄청난 충격을 흡수해주지 않으면 고관절이 버티기가 쉽지 않다. 그 역할을 엉덩이 근육이 해준다.

두 다리로 걷는 인간은 오랜 세월 동안 진화하는 과정에서 엉덩이라는 근육이 발달했다. 엉덩이 근육은 고관절의 안정감과 균형감을 유지하고, 움직일 때 가해지는 강한 충격을 흡수해서 걷기, 뛰기, 뛰어오르기 등의 동작을 쉽게 하게 해준다.

하반신 근육을 단련하라

걷기는 움직임의 가장 기본이 되는 운동이지만, 근육이 약하면 하지 못한다.

걷기에 필요한 근육은 엉덩이 근육을 비롯해 다리의 대퇴사두근, 내전근, 햄스트링근, 비복근, 장요근 등이다. 신체 중심을 앞으로 움직일 때는 엉덩이 근육과 다리 뒤쪽 햄스트링근, 종아리의 비복근이 역할을 하고, 반대편 다리를 똑바로 세우고 중심을 지탱할 때는 엉덩이 근육과 다리 앞의 대퇴사두근, 안쪽의 내전근이 역할을 한다. 또한 척추기립근과 고관절에 있는 장요근은 신체의 중심을 앞으로 이동할 때 상반신을 떠받쳐주는 역할을 한다. 특히 엉덩이 근육은 모든 움직임에서 신체 중심을 이동할 때 관여하기 때문에 가장 중요한 근육으로 볼 수 있다.

한 걸음 한 걸음 움직일 때마다 하체 근육이 역할을 한다. 우리 몸의 하반신에는 총 근육량의 70%가 분포되어 있으며, 하반신 근육이 약해지거나 줄어들면 움직임에 문제가 생긴다. 70~80대에도 여전히 왕성하게 활동하는 사람들을 보면 대부분 엉덩이 근육이 튼튼하지만, 반대로 걸음걸이가 불편해 움직임이 줄어든 70~80대는 엉덩이 근육에 문제가 많다.

80대가 되면 총 근육량의 50%가 없어지는데, 주로 하반신의 근육이 줄어든다. 엉덩이 근육이 줄어들면 다리의 대퇴사두근과 햄스트링근도 줄어들고, 엉덩이 근육이 튼튼하면 이 두 근육도 튼튼해진다. 엉덩이 근육은 앉았다 일어서는 운동을 해야 강해진다. 앉을 때는 엉덩이 근육과 햄스트링근이 함께 자극받고 일어설 때는 대퇴사두근이 자극받기 때문에, 이들 근육은 모두 앉았다 일어서는 운동을 하면 좋아진다. 엉덩이 근력운동이 곧 다리 근력운동인 셈이다.

엉덩이 근육을 비롯한 하반신 근육들은 움직임의 기본인 걷기와 달리기 운동에 필요한 근육들이니 약해지거나 줄어들지 않게 잘 관리해야 한다. 서서 걸어다니는 것이 힘들어질 때까지 방치할 것이 아니라, 의자에 앉고 일어서는 것부터 해보자. 의자에 앉았다 일어서는 초간단 스쿼트 동작을 하루에 10회부터 시작해서 매일 횟수를 늘린다. 그렇게 100회에 도달하고 점차 하루 200회, 300회로 늘려나가면 그만큼 걷기의 움직임이 빨라지고 탄탄해질 것이다. 근육은 60대 이후도 좋아질 수 있고, 근육만 있으면 100세도 60~70대처럼 걷고 활동할 수 있다.

자세를 꼿꼿하게 유지하는
장수 근육

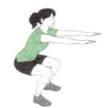

　우리가 평소 겪는 통증의 대부분은 바르지 못한 자세에서 비롯된다. 요즘 남녀노소 가리지 않고 즐기는 것이 스마트폰인데, 스마트폰에 대한 의존도가 높은 사람일수록 목과 어깨는 물론 손가락과 손목까지 통증에 시달리게 된다. 고개를 쑥 빼고 스마트폰을 들여다보니 거북이처럼 목이 앞으로 기울고 등이 굽으면서 목과 어깨 통증이 시작되고, 새끼손가락으로 스마트폰을 받쳐 사용하는 일이 반복되면서 새끼손가락 모양이 변형되고 근육과 힘줄이 미세하게 찢어지면서 손목 통증이 생기는 것이다. 뿐만 아니라 새끼손가락 측부 인대가 늘어나면 퇴행성 관절염까지 발생할 수 있다.
　척추도 마찬가지다. 구부정한 자세로 오래 앉아 있으면 척추 사이에 있는 원반이 탈출하여 신경을 자극하는 허리디스크가 발생할 수 있다. 단지 스마트폰을 사용하고 구부정하게 앉아 있었을 뿐인데 목, 어깨, 손가락, 손목, 허리까지 통증이 온다니, 바른 자세가 이렇게 중요한 것이다.

몸이 바로 서려면 근육이 튼튼해야 한다

우리 몸은 바로 서야 척주(Vertebral Column, 脊柱)가 평형과 균형을 유지하고 외부 충격으로부터 보호받을 수 있게 설계되어 있다. 척주는 우리 몸통의 종축으로, 척추와 척추사이원반(척추사이연골, 디스크)이 모여 기둥을 이룬 상태를 일컫는다. 척추는 원래 경추(목뼈) 7개, 흉추(등뼈) 12개, 요추(허리뼈) 5개, 엉치뼈 5개, 꼬리뼈 4개 등 총 33개로 구성되었으나 성인이 되면서 엉치뼈는 천추(천골)로, 꼬리뼈는 미추(미골)로 유합되면서 총 26개의 뼈로 구성된다. 이런 척추의 구성은 머리뼈부터 골반뼈까지 인대나 근육을 통해 신체를 지지하고 균형과 평형을 유지해 척주의 움직임을 가능하게 한다. 척주를 튼튼하게 하기 위해서는 자세를 바로 세우는 것이 중요하다.

그러나 척주가 바로 세워지기 위해서는 무엇보다 근육이 튼튼해야 한다. 강한 활동과 큰 충격으로부터 척주를 보호하는 것은 근육이기 때문이다. 근육이 강할수록 척주의 건강을 담보할 수 있다. 젊었을 때는 근력과 근육량이 충분해 구부정한 자세로 생활해도 그다지 불편함을 모르고 지낼 수 있다. 하지만 나이가 들면서 근육이 줄어들고 잘못된 자세가 습관화되면 경추가 거북목처럼 굽어서 결국 목디스크 증상이 나타나고, 허리의 요추가 무너져 허리디스크 증상으로 움직임이 불편해지는 고통을 겪게 된다. 그러다 결국 골반과 무릎, 발목까지 몸통의 관절이 모두 고장나게 된다.

항중력근이 무너지면 온몸이 무너진다

관절을 지키기 위해서는 자세를 바로 세우고 활동하는 습관을 들이고, 여기에 관절을 보호할 수 있는 근육을 강화하면 금상첨화다. 근육 중에서도 자세를 세우는 근육인 항중력근(抗重力筋)을 강화하는 것이 필수다.

항중력근은 인간이 직립 자세를 유지하기 위해 작용하는 근육군(群)을 말한다. 나이가 들면서 허리와 등이 구부정해지고 걸을 때 균형을 유지하기 어려워 지팡이에 의지하며 걷는 것은 항중력근이 약해졌기 때문이다. 사람이 바로 서면 다리의 신전근(伸展筋)에 부담을 주어 중력의 부하에 의해 근육이 늘어나려고(신장) 하지만 신장반사가 일어나 오히려 늘어난 근육이 반사적으로 긴장을 더 해 수축하게 되므로 사람은 중력을 이기고 직립 상태를 유지할 수 있다. 이와 같은 근육을 항중력근이라 부른다. 간단히 말하면 항중력근은 중력 방향에 대항하여 직립 자세를 유지하기 위해 작용하는 근육군으로, '서 있을 수 있게 해주는 근육' 또는 '자세 유지근'이라고도 한다.

항중력근은 자세 유지뿐만 아니라 보행 기능과 균형감각을 유지하는 역할도 한다. 신체에는 여러 항중력근이 존재하지만 핵심이 되는 항중력근을 우선 향상시키는 것이 중요하다. 승모근, 광배근, 비복근 역시 항중력근에 속하지만 가장 중요한 부위는 허리 부분의 척추기립근, 엉덩이의 대둔근, 복부의 복근이다. 신체를 수직으로 잡아주는 부분이 약해지면 보행 속도가 느려지고 조금만 걸어도 쉽게 지치거나 넘어질 위험성이 커진다. 그러니 노화가 진행될수록 척추기립근, 대둔근, 복근을 중점적으로 단련하는 것이 무엇보다 중요하다.

건강 100세의 최대 걸림돌, 퇴행성 관절염

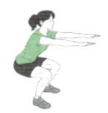

　사람은 단 며칠이라도 걷지 않고 움직이지 않으면 신체 건강은 물론 우울증에 빠지는 등 정신 건강도 나빠진다. 《누우면 죽고 걸으면 산다》라는 책 제목처럼 사람은 움직여야 살아갈 수 있도록 설계되었다. 나이가 들어 움직임이 없어지면 노화가 더 빨리 진행되고, 특히 누워서 지내면 근육이 더 빠르게 없어진다. 우주선을 타고 달나라에 다녀온 우주인의 근육 상태를 보면 걷지도 못할 정도로 근육량이 줄어 있다. 지구에서는 중력이 근육을 수축하고 늘리는 작용을 반복하면서 근육의 기능을 유지하게 해주지만, 달은 근육에 자극이 없는 상태, 즉 무중력 상태이니 근육이 더 빠르게 줄어드는 것이다.
　그런데 지구에서 살아도 움직이지 않으면 무중력 상태와 비슷해진다. 가장 대표적인 예가 다리 골절로 깁스를 했을 때다. 4주 이상 깁스를 하고 움직이지 못하면 깁스를 한 다리의 근육은 다른 다리에 비해 30% 이상 줄어든다. 깁스를 풀면 두 다리의 근육 차이가 눈에 확 들어올 정도다. 아직 노화가 진행되지 않은 30대도 병원에 입원해 움직이지 않고 지내면 근육이 줄어들고 심장의 기능이 70대처럼 나빠진다.

나이 들어 움직이지 못하는 것은 대부분 근육이 부족한 상태, 즉 근육 저하증이 원인이다. 근육이 부족하면 몸의 균형감이 떨어져 낙상의 위험성이 높아지고 만성 퇴행성 관절염으로 걷기조차 어려워진다. 움직일 수 없으면 삶의 질이 낮아질 수밖에 없다.

근육이 적으면 관절이 퇴행한다

인체는 206개 뼈로 구성되어 있으며 140여 개의 관절로 움직인다. 하루에 관절이 움직이는 횟수만 10만 회 정도라고 한다. 일상적인 움직임에 중요한 관절은 무릎관절, 고관절, 허리 관절이다. 이런 관절들은 다른 관절보다 많이 사용될 뿐만 아니라 외부 충격으로 인해 닳고 가늘어지고 협착되어 결국 퇴행한다. 질병관리본부의 통계 자료에 따르면 50대 이상에서 3명 중 1명, 65세 이상에서 2명 중 1명이 관절 질환으로 고통받는다고 한다. 40대 이상의 90%가 관절의 퇴행성 변화를 느낀다는 식약처의 발표 자료도 있다.

요즘은 스포츠 동호회에 참여하는 인구가 늘면서 관절 부상도 크게 증가하고 있는데, 그 이유는 부상 시 완벽한 재활운동 없이 잠시 쉬었다가 통증이 없어지면 다시 운동에 참여하기 때문이다. 이런 상황이 반복되면 30대도 40대도 퇴행성 관절염을 겪을 수 있다. 평균수명이 100세로 늘어났다지만 관절이 40~50대 이전에 이미 망가졌다면 나머지 50~60년 동안 걷고 뛰는 것을 마음대로 하지 못할 수 있다.

관절은 외부의 다양한 충격이나 중력의 압력을 받지만 관절 주변을 감싼 근육이 그 충격을 흡수해 부상이나 손상을 막아준다. 그러나 노화나 부상으로 근육이 줄어들고 약해지면 충격과 체중의 압력으로부터 관절을 보호할 수 있는 벽이 약해져 협착되고 닳고 얇아지면서 관절의 수명이 짧아진다. 관절은 일종의 소모품과 같아 많이 쓰면 빨리 닳는다. 퇴행성 관절염, 요통, 신경통, 골다공증 등으로 인한 통증을 줄이기 위해 약을 복용하는 사람들이 많은데, 이는 약으로 관절의 수명을 연장하는 것이나 다름없다.

움직임에 중요한 관절을 보호하기 위해서라도 근력운동은 필사적으로 해야 한다. '자연 노화 과정에서 관절의 수명은 65세가 한계'라는 연구 결과가 있으니, 건강 100세를 위해서는 늦어도 50대부터는 반드시 관절을 보호할 수 있는 근력운동을 해야 한다.

우리는 100세 시대에 살고 있기에 70대 이후의 인생이 무척 중요해졌다. 40~50대에 어떻게 관절과 근육을 관리하느냐에 따라 노후 30년이 달라질 수 있는 것이다. 관절이 튼튼해야 움직일 수 있고 면역력이 강화되어 다양한 질환을 극복할 수 있는데, 튼튼한 관절을 유지하는 가장 효과적인 방법은 오로지 관절에 근육을 늘리는 것뿐이다. 근육이 강해진 만큼 움직임에 중요한 무릎관절, 허리관절, 고관절이 튼튼해진다. 다시 한번 강조하지만, 죽기 전까지 길거리를 활보하는 건 관절과 근육이 튼튼하지 않으면 불가능하다.

근력운동의 시작은
빠를수록 좋다

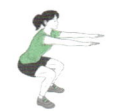

　모든 일이 그렇듯 근력운동도 때가 있다. 근력운동을 하기에 가장 좋은 시기는 성장기가 끝나지 않은 20~30대다. 근육을 합성하는 호르몬이 왕성하게 분비되는 시기이기 때문이다.
　근육을 합성하는 대표적인 호르몬은 성장호르몬과 테스토스테론이다. 이 호르몬들은 사춘기에 가장 왕성하다가 30대부터 1년에 1.5%씩 줄어들고, 10년에 약 15%씩 줄어 60대가 되면 사춘기 때의 약 50%가 된다. 이 호르몬들이 줄면 근육도 줄고 뼈도 약해진다. 따라서 성장기에 있거나 성장기가 끝나고 유지기에 있을 때인 20~30대가 근력운동을 하기에 최적의 시기라고 볼 수 있다.

심장 근육 단련은 20~30대부터 한다

건강관리에서 빼놓을 수 없는 것이 심폐 기능을 강화하는 것인데, 심장 근육을 단련하는 노력은 20~30대부터 해야 한다.

특수기관 소속 여자 요원들의 체력 훈련을 담당하며 이런 일을 겪었다. 한번은 비탈진 언덕을 뛰는 운동, 즉 크로스컨트리 트레이닝을 하는데 한 요원이 너무 힘들다며 울면서 뛰고 있었다. 옆에 다가가서 얼마나 힘든지를 파악하고 용기를 북돋워 훈련을 무사히 마친 후 면담을 했다. 면담에서 그 요원은 "지금까지 운동장에서 뛰어본 일이 단 한 번도 없어 호흡하기 어려웠고, 가슴 통증을 겪어본 일이 없어서 무척 힘들고 두려워 울었다"고 했다. 그런 육체적 고통을 겪어본 적이 없으니 그 고통을 감내하지 못한 것이다. 그리고 "훈련이 종료된 다음에는 오히려 가슴이 뻥 뚫린 느낌이 들고 성취감도 있어 자신감이 생겼다"고 했다. 이후 그 요원은 힘든 훈련을 단 한 번의 포기 없이 모두 합격하고 우수한 성적으로 수료하였다.

실제 신입 요원들의 심폐 능력을 간접 평가하기 위해 심박수를 측정해보면 훈련 전에는 평균 맥박수가 분당 75회였다가 6개월의 훈련 뒤에는 분당 55회로 20회 이상 적게 뛰었다. 이는 심근비대가 나타난 것으로 심폐 기능이 그만큼 향상된 것이다. 미국심장학회에서는 관상동맥질환자의 심장 부담을 줄이기 위해 고혈압, 당뇨병, 비만 등 위험요소를 관리하는 것과 동시에 심박수를 분당

55~60회 정도로 유지하도록 권장하고 있다. 심장 건강을 위해서도 심장 근육을 튼튼하게 만들어야 한다는 말이다.

40대는 근육을 키울 수 있는 마지막 적기이다

40대는 가족력이나 고혈압·당뇨병 등의 생활습관성 질환, 퇴행성 관절염 등 노화로 인한 질병 징후가 크게 나타나지 않아 아직 몸의 노화를 느끼지 못하는 시기이다. 그러나 근육을 키울 수 있는 마지막 적기로, 놓치면 안 되는 중요한 때다. 근육 합성 호르몬인 성장호르몬과 테스토스테론의 분비가 줄고는 있지만 20~30대와 비교해서 15~20% 이내로 줄었을 뿐이라서 아직은 근육 합성에 문제가 없기 때문이다.

40대는 사회의 중추 역할을 하는 연령대로 체력이 뒷받침되지 않으면 견뎌내기 어렵다. 아직 드러난 증상은 없더라도 과다한 업무로 인한 스트레스가 쌓여가고, 생활습관성 질환과 관절에 퇴행성 예후가 시작되며, 노화가 진행되어 불편감이 쌓이는 시기이기 때문이다.

근육 합성이 잘되는 마지막 적기인 만큼 걷기, 달리기는 물론 각종 구기 종목, 취미 운동 시 관절을 보호할 수 있는 근력운동을 시작하면 근력이 빠르게 증가되어 만성 피로와 스트레스가 해소되는 효과도 누릴 수 있다. 근력운동을 하면 유전적으로 가족 병력이 있어도 그 발현이 지연될 뿐만 아니라 생활습관성 질환과 퇴행성 관절염을 예방할 수 있다. 근육 관리는 빠를수록 좋다.

50대의 근력운동은 관절의 퇴행을 예방한다

같은 맥락에서 50대에도 근력운동을 반드시 해야 한다. 100세 시대라 50대 이후에도 50년 이상을 더 살아야 하기 때문이다.

50대부터는 신체의 모든 부분에서 노화 증상이 나타난다. 당뇨병과 고혈압이 나타나고, 혈액 내의 콜레스테롤과 중성지방 농도가 높아져 동맥경화 증상이 나타날 수 있고, 위염과 대장 용종(polyp), 전립선 비대, 간과 신장의 기능 약화 등 몸의 모든 부분에서 노화의 증표가 나타난다. 얼굴에는 주름살이 많아지고 머리숱도 줄어들어 겉으로도 확연하게 노화가 진행되고 있음이 느껴진다.

가장 심각한 현상은 근육이 줄어드는 것이다. 50대부터는 근육량이 급격하게 줄어들기 때문에 이로부터 생기는 관절의 퇴행을 예방할 수 있는 마지막 시기이다.

50대 근력운동의 목표는 '60~70대 이후에도 왕성하게 활동하기 위한 근육 적금통장을 만드는 것'이다. 50대는 성장기가 끝나고 20년 정도 더 관절을 사용한 상태로, 관절의 협착이나 퇴행 직전 단계까지 진행된 상태다. 관절이 무너지면 움직임이 불편해지고, 움직임이 불편해지면 움직임이 줄어든다. 움직여야 혈액 순환이 원활해져서 다양한 질병과 싸워 이길 수 있다. 그렇기에 평생 건강하게 움직이려면 50대의 근력운동은 필수다.

60대 이후에는 슬로 트레이닝이 좋다

60대 이후에도 근력운동을 해야 한다. 신중년(新中年)으로 불리는 60대는 노화가 많이 진행되어 관절 기능이 정상인 사람이 드물다. 근육량이 많이 줄면서 근육 저하증으로 인해 보행 능력과 운동 수행 능력도 떨어지는 시기이다. 일상생활에서 움직임이 둔해지고, 운전은 물론 자전거 타기·골프·테니스와 같은 운동 기능이 떨어지는 등 몸의 거의 모든 기능에서 노화를 느끼게 된다. 그러나 근육 저하증으로 움직임이 불편해지고 관절의 통증이 있다고 해서 근력운동을 포기해선 안 된다.

60대 이후의 근력운동은 40~50대와 다른 방법으로 접근해야 한다. 몸의 모든 기능이 노화로 인해 어느 정도 퇴행이 진행된 상태이므로 운동기구의 중량을 낮추고 천천히 반복하는 방법, 즉 슬로 트레이닝으로 시작한다. 슬로 트레이닝은 관절에 걸리는 부하가 적으면서 근육이 받는 자극이 강해 재활훈련 시 많이 활용되는 운동법이다. 또한 관절이 경직되어 가동범위가 줄어든 상황에서는 쇼트 피치 레인지(Shot Pitch Range), 즉 운동 시 관절의 각도를 줄여 관절의 가동범위 내에서 근육에 자극을 주는 방법이 안전하고 효과도 좋다. 특히 다리 근력운동 중 케틀벨 스쿼트, 케틀벨 스윙처럼 무릎을 약간만 구부린 상태로 반복 운동을 하는 것을 추천한다.

60대 이후에는 근육 저하증을 예방하여 움직임이 줄어드는 속도를 지연시키는 것을 목표로 근력운동을 해야 한다. 80대의 고령이더라도 '질병 없는 100세'를 위해서는 근력운동을 세끼 식사를 챙기듯 일상화해야 한다.

"노후에 움직임이 없어져 앉거나 누워서 생활하는 것이 3년이면 치매가 찾아오고, 치매로 누워서 3년이면 대소변을 가리지 못하게 되고, 그런 상태로 3년이면 욕창이 생겨서 결국 최후의 시간을 맞이한다"는 말이 있다. 이 말대로 증상이 진행되어 결국 세상과 이별한 분을 보았다. 그러나 60대 이후라도 슬로 트레이닝으로 근육을 저축해놓으면 장수의 유리한 조건은 갖추어진 것이니 인생의 황금기는 그만큼 더 길어질 것이다.

정리하면, 40대는 근력 향상의 마지막 적기이고, 50대는 관절 기능의 퇴행을 예방할 수 있는 마지막 적기이다. 인생의 황금기인 60~70대는 근육 저하증을 예방하기 위해 근력운동을 해야 하는 시기이다. 거듭 강조하지만, 근육 없이 움직임은 없다. 뼈에 붙은 근육의 수축과 이완으로 움직임이 생기기 때문이다. 근육이 줄면 움직임은 그만큼 줄어들고, 결국 앉거나 누워서 살아갈 수밖에 없다.

우리에게 필요한 적정 근육량은?

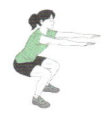

우리에게 필요한 근육량은 얼마나 될까? 운동선수나 보디빌더만큼은 아니더라도 일상생활을 영위하는 데 필요한 적정 근육량은 얼마일까? 근육이 많으면 무조건 좋을까? 아마 이런 궁금증을 한 번쯤 가져보았을 것이다.

이 질문들에 답을 하면 이렇다. 우선 '근육량이 많으면 무조건 좋을까?'에 대한 답은 'NO'다. 근육량이 많아도 건강에 이상이 생길 위험이 있다. 근육이 너무 많으면 심혈관계인 심장과 혈관이 피곤해진다. 근육을 필요 이상으로(보디빌더 수준으로) 늘리려면 매일 5시간 이상 강도 높은 근력운동에 매진해야 하는데, 고강도 운동을 계속하면 심장과 혈관에 무리를 줄 수 있다. 심장은 하루에 최소 10만

회의 수축과 이완의 펌프질을 통해 약 7,000ℓ 이상의 혈액을 뿜어내는데, 만약 근육량이 필요 이상으로 많으면 근육에 혈액을 추가로 보내기 위해 그만큼 펌프질을 더 해야 한다. 실제로 근육량이 많은 지인들 중엔 과도한 운동으로 심장과 혈관 건강에 이상이 나타난 경우가 많다.

그러면 우리에게 필요한 근육량은 어느 수준이 적정할까? 일반적으로 근육량은 신체의 모든 근육의 합으로 골격근, 심장근, 내장근이 포함된 근육량을 말하지만, 건강검진이나 헬스장에서 측정하는 근육량은 심장근, 내장근을 뺀 골격근의 양이다. 골격근은 운동으로 늘릴 수 있는 근육이며, 일상적인 움직임에 꼭 필요한 근육이다.

골격근의 양은 연령에 따라 크게 차이가 난다.

연령에 따른 적정 근육량

연령	남자	여자
18~35세	체중의 40~44%	체중의 31~33%
36~55세	체중의 36~40%	체중의 29~31%
56~75세	체중의 32~35%	체중의 27~30%
76~85세	체중의 31% 이하	체중의 26% 이하

(여기에서 말하는 근육량은 건강검진이나 헬스장에서 측정하는 골격근의 양이다.)

적정 골격근의 양은 남자의 경우 50대 중반까지는 체중의 40%

이상이 적당하고, 근육이 급격하게 줄어드는 60대 이후에는 체중의 35%를 유지해야 한다. 여자의 경우 50대까지는 체중의 31% 이상을 유지해야 하고, 60대 이후에는 27%를 유지하는 것이 좋다.

성인 남자의 적정 근육량은 체중의 40~45%이고, 46~50%는 근육형, 55% 이상은 보디빌더 수준이다. 성인 여자는 체중의 30~35%가 적정 수준이고, 36~38%는 근육형, 40% 이상은 보디빌더 수준이다. 예를 들어, 체중이 70kg인 성인 남자라면 적정 수준의 근육량은 28~32kg, 근육형의 근육량은 33~35kg이어야 한다. 일반적으로 적정 근육량보다 약간 높은 수준으로 근육량을 유지해야 건강은 물론 질 높은 삶을 살아갈 수 있다. 특히 연령대와 상관없이 무릎관절과 허리 관절의 부상을 예방하려면 근육량을 적정 수준보다 조금 더 높은 수준으로 유지하는 것이 좋다.

걷기, 달리기, 등산, 계단 오르기를 할 때 무릎이나 고관절에 통증이나 불편함이 없다면 체중 대비 골격근량은 부족하지 않은 수준이다. 특히 축구나 골프, 농구, 테니스, 배드민턴과 같이 격렬한 운동을 취미로 즐겨도 허리, 무릎, 어깨의 관절 등에 통증이나 불편함이 없다면 아직 근육량이 괜찮다. 그러나 이런 운동들을 계속 즐기고 싶다면 근력운동을 병행해야 한다. 왜냐하면 60대부터 주요 관절에 생기는 퇴행성 질환은 대부분 근육량 감소와 더불어 격렬한 스포츠가 원인이기 때문이다.

근육 감소증이 뭐기에 위험하다 할까?

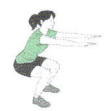

 근육은 신체에서 움직임이 가능한 모든 관절에 붙어 근섬유의 수축과 이완을 통해 관절의 움직임을 일으킴으로써 몸의 이동, 관절 보호, 자세 유지, 체액 분비, 체온 유지 및 보호 등의 역할을 한다. 어느 하나의 근육이라도 약해지거나 줄어들면 삶을 정상적으로 유지할 수 없다.

 근육의 핵심 기능 중 하나가 생명을 유지하는 일이다. 일어서거나 자세를 유지하기 위해서는 등·엉덩이·다리 근육의 협력이 필요하고, 턱 근육과 내장 근육의 수축과 이완을 통해 음식물을 씹고 소화·흡수하여 에너지를 만든다. 산소를 공급받기 위해서는 호흡근이라 불리는 횡경막근의 움직임이 필요하고, 혈액 순환을 위해서는 혈관 내장근의 수축과 이완으로 혈류를 조절하고 하체 근육의 수축을 통해 하체의 혈액을 다시 심장으로 보내 원활한 혈액 순환과 체온 유지를 돕는다.

이와 같이 근육은 손가락을 움직이는 것부터 혈액 순환까지 모든 생명활동에 꼭 필요하다. 따라서 근육이 줄어들면 건강에는 큰 위협이 아닐 수 없다.

근육 감소는 질병으로 이어진다

근육이 줄어들고 약해지면 여러 가지 건강 문제가 발생해 건강수명이 줄어든다. 정상적인 활동에 불편함을 느낄 정도로 근육이 줄어드는 것을 사코페니아(sarcopenia) 또는 근육 감소증이라 말한다. 2017년 세계보건기구(WHO)는 사코페니아에 질병분류코드를 부여하였으며, 우리나라도 2020년부터 근육 감소증을 질환으로 분류하여 정상 수준보다 근육량이 적을 경우 정식 질환으로 인정하고 있다.

근육은 수만 개의 근섬유(근육세포)로 만들어져 있으며, 성장하고 증가하다 노화되면서 그 수가 감소하고 기능이 점차 떨어진다. 울산대 의대 서울아산병원 가정의학교실 연구팀에 의하면 60세 이상 남성의 11.6%가 근육 감소증을 가지고 있으며, 80대는 38.6%로 60대보다 3배 이상 많다고 한다.

근육 감소는 곧 근력 감소로 이어져 균형감과 보행 능력을 저하시킨다. 그래서 계단 오르기, 물건 들어올리기, 걷기와 같은 일상적인 활동에 큰 영향을 미친다. 근육 감소증의 임상적 의미는 '근육량의 감소로 인한 근력 저하, 이에 따른 신체장애와 사망률 증가'로 요약할 수 있다. 특히 근육량은 기초대사량에 40% 정도 영향을 미치기 때문에 근육량이 감소할 경우 에너지 소비가 줄어 비만 및 내장비만으로 이어지고 당뇨병, 고지혈증, 고혈압, 심장병, 뇌졸중 등 만병의 근원이 된다.

이처럼 근육 감소증은 위험한 질환이다. 실제로 다양한 연구들은 근육량과 사망률 사이에 깊은 연관관계가 있음을 증명하고 있다. 누구나 노후에 가장 두려워하는 일은 병들어 간병을 받는 처지에 놓이거나 치매에 걸리는 상황일 것이다. 근육이 감소하면 그런 상황에 놓일 가능성이 높아지는 만큼 평생 근육을 관리하며 사는 것이 중요하다. 60대와 같은 80대가 있는가 하면, 80대와 같은 60대도 있다. 근력운동으로 얼마든지 80대도 60대와 같은 왕성한 활동을 이어갈 수 있다.

근육은
제2의 심장이다

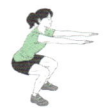

우리 몸에서 가장 소중한 장기가 심장이다. 가슴 중앙선에서 왼쪽 젖꼭지 사이에 위치한 심장은 약간 왼쪽으로 기울어 있으며, 두꺼운 근육으로 이루어져 있다. 심장의 크기는 자신의 주먹만 하며, 무게는 250~350g 정도 된다. 심장의 가장 큰 역할은 혈관을 통해 혈액을 온몸으로 순환시켜 생명을 유지하는 일이다.

심장은 수축과 이완의 펌프작용으로 동맥을 통해 혈액을 온몸으로 보내며, 박출된 혈액은 산소와 영양소를 온몸의 세포에 공급한 뒤에 정맥을 통해 다시 심장으로 돌아오는데, 그 과정에서 몸속의 각종 노폐물과 이산화탄소를 걸러낸다. 이런 일을 단 1분도 쉬지 않고 평생 하는 장기가 심장이다.

근육이 약하면 혈액 순환도 나빠진다

자세히 말하면, 심장은 1분에 60~70회 박동하면서 약 5ℓ의 혈액을 뿜어내고, 하루 10만 회 이상의 펌프질을 하면서 7,000ℓ 이상의 혈액을 뿜어낸다. 심장의 펌핑으로 박출된 혈액은 약 11만~13만km나 되는 혈관을 통해 37조~60조 개의 세포(세포 수는 학자마다 견해가 다르다)에 산소와 영양소를 공급하고 1분 만에 다시 심장으로 돌아온다. 이렇게 심장은 혈액을 통해 온몸의 세포에 산소와 영양소를 공급하고 노폐물을 걸러내는 일을 지속함으로써 신진대사를 원활히 하고 면역 시스템을 정상적으로 작동하게 해 외부의 바이러스나 각종 세균으로부터 우리 몸을 안전하게 보호한다. 그래서 혈액 순환만 잘되면 건강에는 큰 이상이 없는 것으로 판단한다.

그러나 심장에 의한 혈액 순환 시스템도 나이가 들수록 서서히 기능이 떨어진다. 자율신경이 노화하면서 생기는 현상인데, 10년마다 15%씩 혈액의 흐름이 느려지는 데다 세포에 산소와 영양소를 공급하는 모세혈관도 줄어들어 혈액의 흐름이 서서히 정체 현상을 보인다. 전체 혈관의 99%가 모세혈관인데, 연구에 의하면 60대의 모세혈관은 20대에 비해 40%나 적다고 한다.

모세혈관이 줄어드는 가장 큰 원인은 근육 감소다. 근육 중 70%가 하반신에 있는데, 근육이 감소했다는 것은 하반신의 근육이 줄어들었음을 의미한다. 하반신의 근육이 줄어들면 정맥의 역할이 약해진다. 정맥에는 판막이 있어 혈액이 아래로 흐르는 것을 방지하는데, 하반신 근육의 감소로 혈액 흐름을 조절하는 자율신경이 약해지면 혈액이 정체되는 현상이 나타난다. 이런 정체 현상을 막아주는 것이 종아리의 비복근과 허벅지의 대퇴부 근육이다.

건강의 제1원칙은 혈액 순환이며, 혈액 순환은 아래와 같은 역할을 한다.

- 체온을 유지한다.
- 산소와 영양을 공급한다.
- 몸속의 노폐물을 걸러내는 정화 활동을 한다.
- 면역 기능이 향상된다.

혈액 순환을 뒷받침하는 것이 근육이다. 생명 유지에 필수인 혈액 순환을 원활히 하기 위해서는 하반신 근육을 강화해서 제2의 심장을 만들어야 한다. 첫 번째 심장은 혈액을 펌핑해서 전신으로 공급하는 일을 하고, 두 번째 심장은 혈액을 심장으로 보내는 일을 해야 원활한 혈액 순환이 될 수 있기 때문이다.

다리 근육이 튼튼해야 혈액 순환이 좋아진다

근육 중에서도 다리 근육이 많고 튼튼하면, 혈관을 수축하여 하반신에 있는 혈액을 위로 뿜어 올리는 힘이 강해져 혈액 순환이 원활해진다. 이를 밀킹액션(milking action)이라 한다. 젖소의 젖이 꽉 차면 손으로 압박해서 젖을 짜는 것과 같은 원리이다. 그러나 다리에서부터 심장까지 혈류가 원만하지 못하면 하체에 혈액이 잔류하고 혈관에 압박이 커지면서 하지정맥류가 나타난다. 이러한 혈액 순환 저하는 냉증과 손발 저림, 두통과 근육통, 어깨와 목 결림, 면역 기능 저하 등 다양한 증상의 원인이 된다. 근력운동으로 근육을 늘리면 이런 적신호를 늦추거나 예방할 수 있다.

나이가 들수록 혈액 순환이 중요하다. 노화로 자율신경이 약해지고 근육이 줄어들어 모세혈관이 줄고 혈액 순환도 느려지는 것은 건강관리의 제1원칙이 무너지는 것이다. 그러나 근육이 늘어나면 혈액 순환이 원활해져서 나이 들어서도 질 높은 삶을 살 수 있다. 다리 근력운동으로 제2의 심장을 만들자!

걷기 운동 전에
근력을 먼저 챙겨라

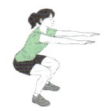

　걷기 운동은 누구나 할 수 있는 운동이다. 나는 걷기를 운동이라기보다 본능적인 신체활동이라고 말하고 싶다. 움직이지 않으면 신체의 모든 기능이 정상화되지 않기 때문에 뇌에서 생존을 위해 움직이라고 명령하는 기본 활동과 같은 것이다.
　실제로 걷기 운동은 그냥 본능적인 움직임이다. 몸이 찌뿌둥하거나, 소화가 안 되거나, 머리가 복잡하고 잡념이 많을 때, 스트레스가 너무 쌓여 안절부절 못할 때 무작정 걷고 싶어진다. 이럴 때 1시간 정도 걷고 나면 기분이 나아지거나 문제 해결의 열쇠를 찾게 되는 경우가 종종 있다. 뇌에서 움직이라는 신호를 보내고, 움직임을 통해 증상들이 없어진 것이다.

걷기 운동을 꾸준히 하면 건강 증진 효과도 있다. 심혈관계 질환, 고혈압, 당뇨병, 골다공증을 예방할 수 있고, 체중이 적절하게 관리되고, 폐가 튼튼해진다는 연구 결과도 있다. 뇌 건강에도 효과가 있다. 걷기를 비롯한 가벼운 신체활동은 새로운 뇌세포를 증가시켜 치매와 우울증 등의 정신질환을 예방하고 개선한다고 밝혀졌다.

그래서 건강관리를 위해 특별한 운동을 하기보다 우선 걷기 운동이라도 시작하라고 권하고 싶다. 걷기 운동은 몸을 변화시키는 아주 기본적인 운동이며 본능적인 신체활동이기 때문이다. '걷기 운동을 의식적으로 지속하면 병의 90%를 이겨낼 수 있다'는 연구 결과도 이어지고 있다.

엉덩이 근육과 다리 근육이 튼튼해야 걷기도 잘한다

그러나 걷기 운동도 근육이 부족한 상태에서 지속하면 오히려 건강에 독이 될 수 있다. 특히 엉덩이 근육과 다리 근육이 체중을 견뎌낼 수 있어야 한다. 만일 엉덩이 근육과 다리 근육이 부족하거나 약해서 체중을 견뎌낼 수 없다면 가벼운 걷기 운동도 무릎이나 허리 관절에 나쁜 영향을 미칠 수 있기 때문이다. 각종 스포츠 동호회 활동이나 골프를 하는데 허리나 무릎에 통증이 자주 생긴다면 걷기 운동도 중단하는 것이 바람직하다.

이런 경우에는 근력운동으로 무릎과 허리 주변 근육을 강화하는 것이 급선무이다. 운동선수들만 근력운동이 필요한 것이 아니다. 운동과 거리가 있는 사람이든 취미로 운동을 즐기는 사람이든 누구나 근력운동을 해야 한다. 스포츠 동호회 활동을 하고 있는 사람은 '나는 아마추어 운동선수와 다름없다'라고 생각하면서 근력을 아마추어 운동선수의 수준에 맞게 강화해야 한다. 특히 운동 종류와 관계없이 무릎관절을 보호할 수 있도록 다리 근력을 강화한 후에 운동에 임해야 한다. 걷기도 마찬가지다. 걷기 운동에 필요한 근육을 단련한 후에 걸어야 한다.

근육의 균형을 잡는 것도 중요하다. 좌우 근육의 균형이 맞지 않는 사람들이 꽤 많다. 오른손잡이는 오른손을 많이 사용해서 왼쪽 근육과의 균형이 맞지 않으며, 다리 역시 양쪽 근육의 균형이 맞지 않는다. 몸통도 마찬가지로 좌우가 다르고 상체와 하체 근육의 균형도 맞지 않는다. 근육의 균형이 맞지 않으면 몸 자체가 한쪽으로 비틀어지거나 기울어진다. 이런 상태로 걷거나 달리기 등의 신체활동을 장기간 지속하면 주로 허리와 무릎관절에 무리가 나타나 퇴행성 관절염의 진행이 빨라진다. 그리고 결국 걷기와 같은 기본 움직임조차 힘들어진다.

근육이 줄어들면 보폭이 짧아진다

걷기 운동을 하는데 걸음의 속도나 보폭이 짧아지는 것은 근육량이 줄고 근력이 부족해서 나타나는 증상이다. 걷기의 보폭은 뒷발 뒤꿈치부터 앞발 뒤꿈치까지의 거리를 말한다. 보폭은 성장기 동안에는 키와 비례해서 늘어나고, 성장기가 멈추는 30세 이후부터는 근력이 약해지면서 서서히 줄어든다.

보폭은 산책 수준의 걸음걸이에서는 키의 37%, 약간 빠른 걸음에서는 키의 45%, 아주 빠른 걸음에서는 키의 50% 이상이다. 그러나 키에서 100cm를 빼는 간단한 방법(키-100cm)으로도 자신의 보폭을 가늠할 수 있다.

보폭 계산법 1
- 보통 걸음의 보폭 = 키 × 0.37 (키의 37%)
- 약간 빠른 걸음의 보폭 = 키 × 0.45 (키의 45%)
- 아주 빠른 걸음의 보폭 = 키 × 0.50 (키의 50% 이상)

보폭 계산법 2
- 키 − 100cm

보폭이 짧아지고 걷기 속도가 느려지면 근육 감소증을 의심해

볼 수 있다. 근육량이 줄어 근력이 약해지면 근육 감소증으로 인해 균형감이 떨어져 걷기의 보폭과 속도가 줄어들고 낙상의 위험도 그만큼 커진다. 근육 감소증은 CT나 MRI 등으로 판단할 수 있으나 일반적으로 평상시 걷는 보폭과 속도가 느려지는 수준을 보고 판단하기도 한다.

  나이에 따른 근육 감소량 보고서에 의하면 30대부터 근육은 1%씩 줄어 60세가 넘으면 25~30%가 줄어들고, 80세가 되면 50%가 줄어 대부분 근육 감소증이 관찰된다. 그러니 60대 이상이라면 근육 감소증과 관계없이 근육량이 많이 감소한 것으로 판단하고 근육부터 만들고 걷기 운동을 시작하는 것이 바람직하다. 80세라도 근육량과 근력을 보강하면 얼마든지 활기차게 걸을 수 있고 움직일 수 있다. 근력만 유지한다면 나이는 숫자에 불과하다.

근력운동이 면역력을 높인다

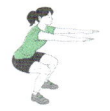

코로나19 팬데믹을 경험한 이후로 사람들은 질병이나 바이러스로 인한 감염 예방에 큰 관심을 보이고 있다. 동시에 각종 질병이나 바이러스를 이겨낼 면역력에 대한 인식도 높아지고 있다. 면역력을 강화해 질병이나 바이러스에 대한 저항력을 높여야 100세 시대를 건강하게 살아갈 수 있다고 생각하게 된 것이다.

이를 뒷받침하듯 전문가들은 "건강한 사람에게는 바이러스가 전염되지 않거나, 설령 전염된다 하더라도 가볍게 지나간다"고 말한다. 실례로 코로나19에 감염된 사람들 중에는 생명을 잃거나 중증으로 이어진 사람들이 있는 반면, 증상이 없거나 가벼운 감기 정도의 증상을 경험한 사람들도 있었다.

일본의 경우 체온을 높이면 면역 기능이 활발해진다는 학설을 여러 연구를 통해 발표한 바 있다. 즉 심부 온도(심장, 비장, 방광 등 체내 장기의 온도)를 1℃ 올리면 면역 기능 중 NK세포(natural killer cell, 자연살해세포)가 5배 증가하지만, 심부 온도가 35℃대인 저체온의 경우 면역 기능이 40% 낮아진다고 한다. 이런 현상은 낮은 체온은 만병의 근원이 되고, 체온이 높으면 악성 질환에 걸리지 않을 가능성이 높다는 것을 반증한다. 고대 그리스의 히포크라테스는 "약으로 고칠 수 없는 병은 수술로 치료하고, 수술로도 안 되는 병은 열(熱)로 치료하라. 열로도 치료가 안 되는 병은 영원히 고칠 수 없다"고 했다.

현대인의 95% 이상이 36.5℃가 아닌 35℃대의 저체온이라고 한다. 편리함을 추구하다 덜 움직이는 생활방식을 선택한 결과다. 저체온 상태로 지내면 긴장이 연속되어 자율신경 중 교감신경이 활성화되고 신진대사가 무너지면서 건강의 제1원칙인 혈액 순환이 나빠져 인체의 모든 기능에 악영향을 미친다.

운동을 하면 열충격단백질(HSP)이 합성된다

"건강하고 싶다면 면역력을 높여라"라는 말이 상식이 된 지 오래되었다. 면역력을 높이는 요법이 많이 알려져 있는데, 체온 면역요법이 그중 하나다. 체온이 정상 체온보다 1℃ 낮아지면 면역력이 떨어져 암세포가 크게 활성화되고 알레르기 증상이 나타나지만, 체온이 높으면 면역력이 활성화되어 손상된 세포가 정상으로 회복되면서 각종 질환을 이기는 힘이 생긴다는 요법이다. 요약하면, 체온이 높아야 질병에 걸리지 않는다는 것이다.

'만병통치약'으로 불릴 정도로 건강관리 효과가 크다고 알려진 운동은 체온을 올려 면역력을 높일 수 있는 대표적인 방법이다. 미국을 포함한 선진국에서는 '운동은 의학'이라고 선언했는데, 운동을 하면 인체의 손상된 세포를 재생시키고 면역력을 높여주는 열충격단백질(Heat Shock Proteins; HSP)이 합성되기 때문일 것이다(열충격단백질은 생물이 갑자기 온도가 올라가는 스트레스에 반응하여 합성하는 단백질로, 높은 온도에서의 생물의 생존과 관계가 있다).

다양한 신체활동으로 체온이 36.5℃를 지나 38℃를 넘어가면 항상성이 깨져 체내에서 다양한 반응이 일어난다. 이때 에너지원인 ATP(글루코젠)를 태워 쓰면서 젖산이 생성되는데, 이 젖산이 체내 pH 농도를 떨어뜨려 우리 몸을 산성화한다. 높아진 열과 산성화는 근육 내 단백질을 파괴하며, 이 과정에서 HSP가 합성된다. HSP는 열 스트레스로부터 세포를 보호한다. 체내 단백질은 40℃만 돼도 변성되는데, 강도 높은 운동을 하면 근육 온도가 42℃까지 올라간다. 그래도 몸이 버티는 이유는 HSP가 세포를 보호하기 때문이다.

또한 HSP는 뇌에서 통증 완화 물질인 엔도르핀의 분비를 촉진하고 NK세포를 증가시켜 암세포를 공격하게 할 뿐만 아니라 항종

양 기능을 갖는 체내 인터페론의 합성량을 증가시킨다. 즉 면역력을 강화해 질병에 대한 저항력을 키운다.

이런 원리로, 강도 높은 운동을 하면 HSP가 늘어나 손상된 세포의 재합성을 통해 면역력이 강화되고, 면역력이 강화되면 질병에 걸릴 가능성이 그만큼 낮아지는 것이다.

근력운동은 체온을 높이는 가장 효과적인 방법

운동을 어느 강도로 얼마나 해야 HSP가 증가할까? 다양한 연구 결과에 따르면 체온이 38.5℃ 이상이 되어야 HSP 합성이 가장 활발하고, 다소 강도가 높은 운동을 하면 HSP 합성이 촉진된다. 동물 실험에서는, 느리지만 천천히 지속적으로 하는 운동에 동원되는 지근(遲筋)보다 짧은 시간에 빠르고 강한 힘을 발휘하는 운동에 동원되는 속근(速筋)을 더 많이 사용할 때 HSP가 더 발현되고 증가된다는 결과가 나왔다. 속근을 사용하는 운동은 강도가 높은 운동이다. 일반적으로 속근을 훈련시키는 운동 강도는 최대 근력의 75% 이상으로 1세트당 7~10회 반복할 수 있는 고중량 저반복 운동이다. 다시 말해, 무거운 중량의 기구로 10회 이하의 운동을 하는 것이다.

그러나 50대 이후나 여성, 또는 체력이 약한 사람이 처음부터 고강도 운동을 하는 것은 무리다. 고강도 근력운동은 관절의 인대나

건 등 연조직을 손상시켜 오히려 더 큰 부상을 초래할 수 있기 때문이다. 그러면 운동을 못 하게 되거나 퇴행성 관절염이 더 빠르게 진행될 수 있다.

무엇보다 자신에게 맞는 강도로 운동하는 것이 중요하다. 일반인은 처음엔 20~30회 반복할 수 있는 가벼운 중량을 선택해서 3세트부터 시작하는 것이 적당하고, 30~40대나 체력이 좋은 사람은 15~20회 반복할 수 있는 중량을 선택해서 3세트부터 시작해 점증적으로 늘려가는 것이 바람직하다.

다시 말하지만 근력운동은 체온을 높이는 가장 이상적인 방법이다. 만약 운동을 할 수 없는 상황이라면 반신욕이나 사우나, 마사지를 해도 도움이 될 수 있다. 영국 러프버러대의 스티브 포크너 교수는 "운동이든 반신욕이든 체온을 1℃ 높여서 면역력이 5배 강화되는 것이 중요하다"고 주장한다.

체온을 높여 면역력을 강화하는 방법으로는 몸을 움직이는 운동만큼 좋은 방법은 없다. 실제로 40여 년을 체력 담당 전문가로 종사하며 근육운동을 해온 나는 지금까지 감기나 독감에 걸린 기억이 없다. 가족들이 독감이나 감기바이러스에 감염되어도 걸리지 않았다. 근력운동을 1년 이상 꾸준히 실천하면 감기와 같은 바이러스 질환은 그냥 비켜간다는 걸 스스로 증명한 셈이다.

비만은 악성질환!
근력운동으로 예방할 수 있다

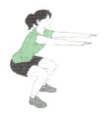

세계보건기구(WHO)에서 비만을 세계적인 전염병으로 선언했을 정도로 비만은 건강에 악영향을 미친다. 비만은 체지방이 과다한 상태인데 체지방량이 남자는 25% 이상, 여자는 30% 이상이면 비만인으로 분류한다.

현대인들은 주로 실내에서 앉아서 생활하기 때문에 운동량이 부족한 편이다. 이동할 때는 자가용, 전철, 버스, 엘리베이터를 이용하고, 집에 있을 땐 소파에 눕거나 앉아서 리모컨으로 TV 채널을 조정한다. 장보기도 인터넷으로 주문하여 해결한다. 이렇듯 걷거나 움직여서 업무를 하는 시대는 끝을 향해 가는 중이다. 대도시뿐만 아니라 시골에 사는 사람들도 이동방식과 생활방식이 점차 몸을 움직이지 않는 방향으로 가고 있다.

　이런 생활방식은 비만 인구를 **빠른 속도로** 증가시키고 있다. 우리나라의 경우 19세 이상 성인의 비만율은 30.8%로 10명 중 3명 이상이 비만이다. 비만 상태가 장기간 지속되면 질병으로 이어진다. 우리 몸은 생명을 보호하고 위기와 환경에 대비하기 위해 지방을 저장한다. 지방은 1g당 9kcal, 탄수화물은 1g당 4kcal의 열량을 내기 때문에 효율이 더 높은 지방으로 저장하는 것인데, 문제는 지방이 내장에도 많이 쌓여 대사성 질환으로 이어지고 만병의 근원이 된다는 점이다. 이를 내장지방증후군 또는 대사증후군이라고 한다.

식사 제한만으로는 다이어트가 되지 않는다

　내장에 지방이 많이 쌓이면 대장암, 유방암 등 각종 암은 물론 심뇌혈관질환, 당뇨병, 고혈압, 지방간, 고지혈증 등 몸 구석구석 악영향이 미치지 않는 곳이 없다.

　특히 내장에 지방이 과다하게 쌓이면 지방세포는 20여 종 이상의 생리활성물질이면서 유해물질인 '아디포사이토카인'을 분비한다. 일부 아디포사이토카인은 동맥 벽에 염증을 일으켜 동맥경화를 유발하고, 지방간·골격근 등에 영향을 줘 인슐린(당을 근육세포로 전달하는 호르몬)에 의한 당 흡수를 방해한다. 그 결과 혈액에 당이 넘치게 되는 당뇨병이 생긴다. 또한 아디포사이토카인은 혈액 응고를 부추겨 혈전(핏덩이)을 만들고 동맥경화, 심근경색, 뇌졸중 등의 위험을 증가시킨다.

2021년 영국 의학 저널 〈란셋(Lancet)〉에 실린 WHO와 영국 임페리얼칼리지 런던의 공동 연구에 따르면, 30년 사이에 세계 고혈압 환자 수가 약 2배나 급증했다고 한다. 연구팀은 1990~2019년 세계 184개국의 고혈압 유병률과 치료의 변화를 조사했다. 또 1억 400만 명을 대상으로 혈압을 재고, 그들의 치료 정보 1,201건을 분석한 결과를 발표하면서 "비만이 주요 원인"이라고 결론 내렸다. 우리 몸에 지방이 쌓이면서 생긴 만성 염증은 무서운 암까지 유발할 수 있기에 비만은 악성질환이라고 할 수 있다.

비만을 해결하기 위한 유일한 방법은 다이어트다. 다이어트는 식사량을 줄이거나 칼로리 소비량을 늘리는 것이 핵심이다. 식사량을 줄이는 방법은 섭취 칼로리를 줄여 몸에 쌓인 지방을 감소시키는 효과가 있고, 소비량을 늘리는 방법은 신체활동을 늘림으로써 소비 칼로리를 증가시키는 효과가 있다. 그러나 식사량을 줄이는 방법은 권하지 않는다. 지나치게 식사를 제한하면 저혈당이 나타날 수 있다. 이때 혈당이 정상 수준을 벗어났음을 감지한 우리 몸은 코티솔 호르몬의 분비를 늘린다. 코티솔 호르몬은 근육을 분해해 혈당을 보충하는 역할을 하기 때문에, 식사를 제한하는 다이어트는 결국 코티솔 호르몬 분비량을 늘리고 혈당을 높이는 결과를 가져온다.

　게다가 식사를 제한하는 다이어트는 근육을 줄이는 단점이 있다. 예를 들어 식사를 제한해 10kg의 체중을 감량했다면 5kg은 지방이 빠진 것이고 5kg은 근육이 빠진 것이다. 우리 몸에서 가장 필요한 근육이 5kg 없어진 것이다. 이런 다이어트를 반복하면 근육이라는 에너지 소비 공장을 잃는 것과 마찬가지여서 우리 몸은 에너지 절약형으로 바뀌고 대사 기능도 떨어진다. 게다가 식사를 제한하는 다이어트를 중단하면 빠진 근육이 다시 채워지는 것이 아니라 근육의 빈자리는 지방으로 채워지게 된다. 결국 식사를 제한하는 다이어트를 반복할수록 근육은 점점 줄어들고 지방은 점점 증가하는 요요현상으로 다이어트 전보다 더 상황이 나빠질 수 있다.

소비 칼로리를 늘려야 한다

　가장 이상적인 다이어트는 음식을 적정량 섭취하고 신체활동을 늘려 소비 칼로리를 증가시키는 것이다. 물론 섭취량과 소비량을 적정 수준에서 조절해야 한다는 전제조건이 있다. 섭취량이 많으면 아무리 신체활동을 늘려도 섭취량을 모두 소비하기 어려워 다이어트에 성공하기 어렵다.

　신체활동도 유산소운동과 근력운동을 병행해야 성공할 수 있다.

유산소운동만으로는 다이어트 효과를 만족하기 어렵다. 유산소운동으로 다이어트에 성공하더라도 유산소운동을 중단하면 결국 실패를 반복하거나 오히려 체중이 더 늘어나는 요요현상이 나타나는데, 그 이유는 기초대사량이 줄어들기 때문이다. 우리는 1일 총칼로리 소모량의 약 60~70%를 기초대사로 소모한다. 또한 기초대사량에서 근육이 소비하는 칼로리는 60% 정도로, 근육을 사용하지 않고서는 총칼로리 소모량을 증가시키기 어렵다. 즉 유산소운동만 하는 다이어트는 단기간 효과는 있겠지만 장기간 다이어트 효과는 기대하기 어렵다.

  다이어트 성공의 열쇠는 섭취 칼로리를 줄이고 기초대사량을 증가시키는 것이다. 이를 위해서는 근육량을 늘리는 것이 가장 효과적이다. 근력운동으로 근육량을 늘리고 유산소운동으로 만병의 근원인 지방을 태우면 반드시 다이어트에 성공할 수 있다.

제2장

생존근육 3가지, 케틀벨 운동으로 키워라

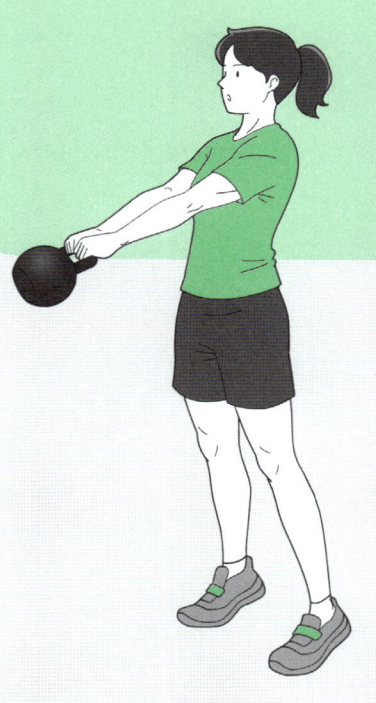

홈트레이닝 시대에 적합한 최고의 운동

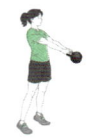

 코로나19 팬데믹을 겪으면서 집에서 운동을 하는 홈트레이닝이 유행하기 시작했다. 팬데믹 시기에는 다중시설 이용이 어려워지면서 홈트레이닝을 했지만, 팬데믹이 끝난 뒤에는 헬스장에 갈 시간이 없거나 퍼스널 트레이닝을 받을 여유가 없는 사람들의 틈을 홈트레이닝이 파고들었다.

 홈트레이닝은 자신이 원하는 시간에 직장이나 집 또는 자신이 편한 공간에서 할 수 있으며 애플리케이션, 유튜브를 이용하여 운동의 강도나 방법에 대해 도움을 받을 수 있다는 장점이 있다. 특히 스트레칭, 요가 등의 유연성 운동과 맨몸을 이용하는 코어 운동은 비교적 부상 위험이 적어 홈트레이닝으로 해도 괜찮다.

과부하를 꾸준히 늘려가야 근력이 증가한다

그러나 근력운동은 조금 다르다. 근력운동의 중요한 원리 중 하나가 점증적 과부하의 원리이다. 과부하의 원리란 일상생활에서 받은 부하 자극보다 조금 더 강한 물리적 자극을 줘야 운동 효과를 얻을 수 있다는 말이다. 이를테면 근력을 증가시키기 위해서는 근육이 손상될 정도의 강도로 운동해야 효과가 나타난다. 그보다 약한 강도로는 근육을 증가시키기 어렵다.

또한 근육을 계속 단련하기 위해서는 점증적인 과부하가 주기적으로 있어야 한다. 가슴근육 운동인 팔굽혀펴기를 예로 들면, 처음에는 10회 반복으로도 근육 단련에 효과가 있었지만 10회 반복을 계속 할수록 근육이 받는 부하가 약해져서 약 2주 뒤부터는 근육 자극 효과가 나타나지 않는다. 근육을 지속적으로 자극하려면 운동 반복 횟수를 15회, 20회, 25회, 30회 등 점증적으로 늘려가야 한다. 즉 반복 횟수만 늘리는 맨몸 운동은 과부하에 변화가 없어 근육을 늘리는 운동 효과가 일어나지 않는다. TV 방송에 울퉁불퉁한 근육 맨이 출연해 맨몸으로 근육 만드는 운동법을 알려주는 일이 많은데, 잘못된 정보를 알려주는 것이다. 맨몸 운동으로는 근육 단련이 어렵다.

일반인은 처음부터 강한 강도로 운동을 하면 부상 위험이 있어 비교적 가벼운 맨몸 운동으로 시작하는 것이 바람직하지만, 4주 이후부터는 중량을 점진적으로 증가시킬 수 있는 중량 근력운동을 하는 것이 바람직하다.

케틀벨 운동은 장소와 시간을 가리지 않고 할 수 있다

그런 점에서 홈트레이닝을 할 때 맨몸 근력운동의 단점을 보완할 수 있는 운동이 케틀벨 운동이다. 케틀벨은 기본 4kg부터 36kg까지 2kg 단위로 있어 남녀노소 누구나 자신의 근력 수준에 맞는 중량을 선택해 쉽게 시작할 수 있다. 또한 점증적 과부하의 원리에 맞게 주기적으로 중량을 늘려가며 운동 강도를 높일 수 있다. 특히 조금 가벼운 중량으로 30회 이상 반복하는 운동을 하면 근력은 물론 심폐 기능이 향상되는 유산소운동의 효과도 나타난다. 이처럼 케틀벨 운동은 근력운동과 유산소운동을 한꺼번에 할 수 있는 완벽한 운동이라 하겠다.

케틀벨은 둥근 목탁 같기도 하고 대포알처럼도 생긴 기구로, 크기가 작아 가정이나 사무실에 보관해두고 아무 때나 운동을 할 수 있다. 게다가 운동 방법이 간단하고 단순해 따라 하기 쉽고, 부상 위험이 적어서 체력이 약한 청소년, 여성, 70~80대도 케틀벨 하나로 완벽한 운동 효과를 볼 수 있다는 것이 큰 장점이다.

건강을 증진시키는 가장 이상적인 방법은 근력운동과 유산소운동을 함께 하는 것이다. 제3장에서 운동 방법을 자세하게 설명하겠지만, 헬스장에 가거나 밖에 나가서 걷거나 달리지 않아도 케틀벨만 있으면 근력운동과 유산소운동 효과를 동시에 볼 수 있다.

세계적으로 훈련 강도가 강하다는 특수요원들도 케틀벨 운동을 많이 한다. 운동 효과가 검증된 완벽한 운동이기 때문이다. 자신이 원하는 시간에 어디서든 근력운동과 유산소운동의 효과를 모두 볼 수 있는 최고의 운동이기에 시간을 쪼개면서 살아가는 바쁜 현대인들에게는 케틀벨 운동이 안성맞춤이다.

3가지 생존근육 단련으로 100세까지 걷고 뛸 수 있다

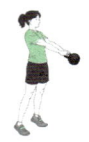

　60~70대 이후에도 달리기나 마라톤, 투창던지기 등 폭발적인 힘을 쓰는 운동 대회에 출전하는 사람들이 늘어나고 있다.
　최고령자는 미국의 호킨스 할머니다. 그녀는 103세인 2019년에 시니어 체육대회에 출전해 90대 이상 100m 달리기 종목에서 46초 01의 기록으로 우승하였다. 100세인 2016년부터 3년간 달리기 연습을 했다고 한다. 100세인 미국의 아이다 킬링 할머니도 펜실베이니아주 필라델피아의 프랭클린 필드에서 열린 122회 펜 릴레이스 대회에서 80대 이상 100m 달리기 신기록으로 우승을 했다. 매일 1시간씩 운동한 결과라고 했다. 한쪽 다리가 없는 미국의 존 질버버그 할아버지는 102세에 노년 체육대회에서 투창던지기, 원반던지기 등 4개 종목에 출전해 우승했다. 평상시에 골프와 볼링을 즐긴다고 한다.

또한 2011년 미국 하와이주에서 열린 호놀룰루 마라톤 대회에 참가해 완주에 성공한 92세 글래디스 버릴 할머니는 세계 최고령 마라톤 대회에서 9시간 53분으로 완주 신기록을 달성하고 기네스북에 공식 기록되었다. 두 차례 암을 극복한 해리어트 톰프슨 할머니는 92세인 2015년에 미국 캘리포니아주 샌디에이고에서 열린 로큰롤 마라톤 대회에 출전해 7시간 24분 36초로 세계 최고령자 신기록을 달성했다.

도전 정신만 있다면 불가능은 없다. 60~70대 이상의 고령에도 불구하고 마라톤을 완주하고 투창이나 원반던지기를 하는 것이 남의 일 같겠지만, 꾸준하게 근력운동을 지속하면 우리도 충분히 할 수 있는 일이다. 특정 운동 종목을 위해 근육을 강하게 만들면 상상을 초월하는 능력을 발휘할 수 있기 때문이다.

다만 근육이 적거나 약하면 그런 노력도 한계에 부딪힌다. 모든 신체활동에는 꼭 필요한 근육이 있다. 그런 근육들이 좋아지면 신체활동 능력도 좋아진다. 근력운동을 계속 해서 강도 높은 훈련 단계까지 올라갈 수 있다면 운동선수만큼 근력이 향상될 수도 있다. 반면에 관련 근육이 줄어들고 약해지면 근력이 떨어져 신체활동이 줄어들고 근육이 감소해 움직임조차 어려워질 수 있다.

100세 건강은 생존근육이 좌우한다

신체활동에서 가장 기본이 되는 것은 움직임이다. 직립 동물인 인간은 두 발과 두 팔로 끊임없이 움직여 생명 유지에 필요한 에너지를 얻을 수 있게 진화되었다. 두 발과 두 팔은 더 멀리 더 높이 더 빠르게 움직여 사냥해 먹이를 얻기 위해 진화된 결과물이다. 문명의 발달로 지금은 사냥을 하지 않아도 생명을 유지할 수 있지만, 움직임이 없어지면 건강하지 못한 상태로 살아가는 것은 마찬가지다. 인간은 움직여야 건강하게 살아갈 수 있다. 생명을 보호할 수 있는 인체 시스템도 움직임이 있어야 제대로 기능을 한다.

이러한 생명활동에 가장 중요한 근육은 본능적 움직임을 통해 생명과 건강을 유지하고 증진시키는 근육이다. 이러한 근육을 '생존근육'이라고 한다(88~89쪽 그림 참고).

생존근육은 똑바로 서고, 앉았다 일어서고, 밀고 당기는 데 필요한 근육을 말한다. 똑바로 서게 하는 주된 근육은 척추기립근이고, 앉았다 일어서는 데 필요한 대표적인 근육은 다리 앞부분의 대퇴사두근과 다리 뒷부분의 햄스트링근, 엉덩이의 대둔근이다. 미는 데 필요한 근육은 어깨의 삼각근과 가슴의 대흉근이다. 당기는 데 필요한 근육은 등의 광배근이다. 이 근육들을 단련하면 관련된 미세근육들도 함께 단련되어 전반적인 퇴행 과정이 지연될 수 있다.

서울대학교 노화·노령화사회연구소에서도 "세계적으로 장수하는 사람들의 특징 중 하나는 끊임없이 움직여 근력을 유지하는 것"이라고 강조했다. 서울대학교 정선근 교수는 "근육은 인체에 운동능력을 부여할 뿐만 아니라 신체에 필요한 에너지를 저장·소비하는 '엔진'이다. 노인에게 근육이 부족하면 낙상·당뇨병·비만 등 생활습관성 질환에 걸릴 위험성이 높아지고, 결국 죽음도 앞당겨진다"고 했다. 세계 의학계도 의료비를 절감하고 삶의 질을 높이는 건강 장수의 열쇠로 근육을 주목하고 있다.

케틀벨 운동이 생존근육을 강화한다

100세까지 건강과 함께 삶의 질이 높은 상태를 누리기 위해서는 움직임을 일으키는 생존근육을 증진시키는 것이 무엇보다 중요하다. 이런 근육들을 하나의 동작으로 만족시킬 수 있는 운동이 있는데, 바로 케틀벨 운동이다. 케틀벨 운동 중에 스윙 운동만 해도 충분하지만 푸시와 로우(제3장에서 자세하게 설명) 운동을 추가해서 3개월 이상 하면 누구나 체력이 향상된다. 케틀벨 운동으로 앉았다 일어서고 서서 걷고 달리기에 필요한 근육들이 강해지면 70대에 마라톤에 도전하고 100세에도 꼿꼿하게 길거리를 활보할 수 있다.

근력운동은 빨리 시작할수록 효과가 좋다. 그러니 "나도 할 수 있다"는 자신감을 가지고 케틀벨로 근력운동을 시작하자!

노화를 늦춰
생명 보호 시스템을 유지한다

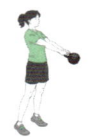

　인체는 외부 자극에 대응해 생명을 보호하기 위해 근육을 사용하도록 시스템화되어 있다. 긴박한 상황에서는 자율신경과 호르몬 대사에 변화가 일어나 아드레날린, 코티솔 호르몬 등을 분비함으로써 근육에 신호를 전달하고 혈액을 많이 보냄으로써 에너지를 집중시켜 위기 상황에 대처할 수 있게 한다. 그 영향으로 혈압과 심박수가 높아지고, 말초혈관(모세혈관)이 수축하며, 더 많은 산소를 가져가기 위해 호흡이 늘어난다. 이 모든 것이 생명 보호 시스템으로, 대부분의 활동을 내장기관과 면역 시스템 등 근육기관에 집중함으로써 위기에 잘 대처할 수 있는 환경을 마련하는 것이다.
　이처럼 외부의 위협이나 자극을 받아 최종적으로 반응하는 기관이 근육이다. 이전의 경험을 통해 뇌에 저장되어 있던 위협이나 자극에 대한 정보들로 외부 자극을 판단하고 그 결과를 전달해 근육이 반응하게 하는 것이다. 대표적인 근육의 반응이 말과 행동이다. 말은 입을 여닫고 성대를 떨게 하고 혀를 놀려서 나타나는 근육의 반응이다. 팔다리를 움직이고 날아오는 벌레를 피하는 등의 행동은 근육의 움직임이다.

그러나 생명을 보호하기 위한 시스템도 근육이 자연 노화로 인해 줄어들고 약해지면 문제가 생긴다. 자연 노화는 근육이 마치 반건조 생선처럼 변화되는 것과 같다. 근육이 줄어들고 건조되면서 유연성이 없어지고, 인대와 건도 뻑뻑해지고 약해져 자주 넘어지는 등 균형을 잡지 못해 움직임이 불편해진다. 말이 어눌해지고 행동도 둔감해진다. 결국 나이 들어 자연 노화로 인해 근육이 줄어들고 약해지면 생명을 보호하는 시스템의 작동이 느려지거나 작동 불능 상태가 되는 것이다.

다행인 점은, 노화로 인한 퇴행 과정에 있더라도 움직이는 운동을 꾸준히 해서 근력을 향상시키면 자연 노화는 막지 못해도 근육이 건조하고 딱딱해지는 퇴행 속도는 지연시킬 수 있다는 것이다.

3가지 생존근육을 잘 단련하면 움직임은 문제없다

앉고, 서고, 이동하고, 던지거나 밀고, 매달리거나 당기는 등의 움직임은 곧 인간의 생명을 보호하기 위한 인체 시스템의 하나이다. 이러한 움직임에는 전신 근육이 동원되지만 그중에서도 엉덩이 근육과 다리 근육, 등 근육, 어깨 근육이 가장 중요하다.

앉고 일어서기 : 엉덩이 근육과 다리 근육

앉고 일어서는 움직임에 필요한 근육은 엉덩이의 대둔근, 다리 앞의 대퇴사두근, 다리 뒤의 햄스트링근으로 그중에서 엉덩이의 대둔근이 핵심이다. 엉덩이 근육을 강화시키는 대표적인 운동이 스쿼트이다. 스쿼트를 하면 대퇴사두근과 햄스트링근이 함께 향상된다.

엉덩이 근육은 일상에서 보행이나 산책, 운동 등 신체활동에 광범위하게 사용된다. 기능상으로는 상체와 하체의 균형을 유지하고, 중심을 잡아 보행 시 좌우 평형을 조절하는 중요한 역할을 한다. 엉덩이 근육에는 소둔근, 중둔근, 대둔근이 있어 고관절 신전, 외회전, 내전·외전 등의 기능을 담당한다.

주로 좌식 생활을 하고 활동량이 부족하면 엉덩이 근육이 약해지기 쉽다. 엉덩이 근육이 약해지면 몸의 중심을 잡아주는 기능이 상실되어 보행 등의 가벼운 신체활동이 어려워질 뿐만 아니라 낙상과 대사 기능 저하 등을 겪을 수 있다. 또한 약해진 엉덩이 근육을 대신해 다른 근육들이 사용되기 때문에 골반의 불균형, 무릎 통증, 고관절 통증, 허리 통증 등의 질환이 생길 수 있다. 따라서 고관절과 무릎관절, 허리 관절을 보호할 수 있도록 엉덩이 근육 강화를 우선

해야 한다. 대퇴사두근과 햄스트링근도 엉덩이 근육만큼 소중한 근육이다. 대퇴사두근과 햄스트링근은 상호 협력근으로 길항작용을 통해 무릎관절을 안정화시키고 보호한다. 대퇴사두군은 앉았다가 일어설 때 역할을 하고, 햄스트링군은 반대로 서 있다가 앉을 때 역할을 한다. 이 두 근육이 강해야 무릎관절이 튼튼하고, 걷기나 달리기와 같은 움직임을 원활하게 할 수 있다.

앉고 일어서는 데 중요한 엉덩이 근육과 대퇴사두근, 햄스트링근을 증강시키는 가장 효과적인 운동은 케틀벨 스쿼트, 케틀벨 스윙이다. 그 외 케틀벨 런지와 케틀벨 데드리프트도 있다. 이 책에서는 케틀벨 스쿼트와 케틀벨 스윙까지만 소개한다.

꼿꼿하게 자세 유지 : 등 근육

척추를 꼿꼿하게 바로 세우는 근육도 중요하다. 꼿꼿하게 상체를 바로 세워야 제대로 움직일 수 있기 때문이다.

등 근육은 인간의 움직임에서 두 번째로 중요한 근육이다. 척추를 세워 허리·어깨·목을 튼튼하게 만들고, 물건을 들고, 당기고, 어딘가에 매달리는 동작에 쓰이는 등 일상생활뿐만 아니라 생명을 보호하는 시스템에서도 중요한 역할을 한다. 척추를 바로 세우지 못하면 허리와 목 건강은 보장할 수 없다. 등 근육은 상체를 튼튼하게 받쳐 팔다리 움직임의 중심을 잡아주는 중요한 근육인 만큼 허리 통증뿐만 아니라 목 통증과도 관련이 있다.

등 근육은 크게 승모근, 광배근, 척추기립근으로 구분할 수 있으며, 더 세밀하게는 대원근과 능형근도 포함된다.

승모근은 견갑골과 팔의 움직임, 척추의 안정화에 중요한 역할을 한다. 승모근은 상부, 중부, 하부로 구분한다. 상부는 목의 움직임을 담당하는데, 머리를 떠받치고 있어 피로가 많이 쌓이는 데다 구부정한 자세와 스트레스를 받으면 잘 뭉치기 때문에 두통, 어깨 결림이 나타난다. 중부는 양쪽 견갑골을 등 뒤로 모으는 역할을 하는데 근육이 약해지면 어깨가 굽고 승모근 위쪽으로 통증도 나타난다. 하부는 가슴을 꼿꼿하게 세우는 역할과 견갑골을 회전하는 역할을 돕는다. 하부 승모근이 약해지면 등이 굽고 거북목 현상과 상부교차증후군이 발생해 목, 어깨, 등, 허리 부위에 다양한 통증이 나타난다.

광배근은 활배근이라고도 하며 척추와 허리에서 시작해 겨드랑이와 팔까지 이어진, 등의 가운데에 해당하는 근육이다. 광배근은 주로 팔로 당길 때 가장 강한 힘을 발휘하며, 매달려 올라가거나 무거운 물건을 들어 올릴 때 중요한 역할을 한다.

척추기립근은 골반의 천골에서 두개골까지 이어지는 길고 두꺼운 근육이다. 척추기립근은 척추의 신전과 체간의 수직적인 자세를 유지하는 역할을 담당한다. 인간이 두 발로 걸을 수 있는 것도 척추기립근 덕분이다. 척추기립근이 약해지면 요추 사이에 있는 추간판에 과도한 압력이 가해져 요추추간판탈출증과 척추 질환의 원인이 된다.

등 근육을 강화하는 운동으로는 케틀벨 스윙, 케틀벨 로우, 케틀벨 스내치, 케틀벨 데드리프트 등이 있다. 이 책에서는 케틀벨 스윙과 케틀벨 로우까지만 소개한다.

올리고 밀고 당기기 : 어깨 근육

어깨에는 삼각근이 있다. 삼각근은 어깨를 둥글게 덮고 있는 근육으로 위치에 따라 전면 삼각근, 측면 삼각근, 후면 삼각근으로 구분한다. 전면 삼각근은 쇄골과 견갑골에서 상완골까지 연결되어 팔을 앞으로 올릴 때 사용되며 대부분 미는 동작에 중요한 역할을 한다. 어깨의 불안정성을 잡아주는 큰 근육 중 가장 대표적인 근육이다. 측면 삼각근은 어깨뼈 옆에 있어 팔을 옆으로 올릴 때, 후면 삼각근은 견갑골에 연결되어 팔을 뒤로 벌릴 때 사용되며 당기는 동작에 중요한 역할을 한다.

삼각근이 불안정하면 회전근개 부상과 통증이 발생하기 쉽다. 팔을 들어올리거나 내회전할 때의 통증 중 70~80%는 회전근개 손상에 의한 것이다. 이러한 불안정성을 안정시키려면 삼각근을 강화해주는 것이 중요하다. 삼각근을 강화시키는 근력운동으로는 케틀벨 스윙, 케틀벨 푸시, 케틀벨 스내치, 케틀벨 사이드 레이즈, 케틀벨 프런트 레이즈, 케틀벨 벤트오버 레터럴 레이즈 등이 있다. 이 책에서는 케틀벨 스윙과 케틀벨 푸시까지만 소개한다.

평생 걷고 뛰게 하는 3가지 생존근육

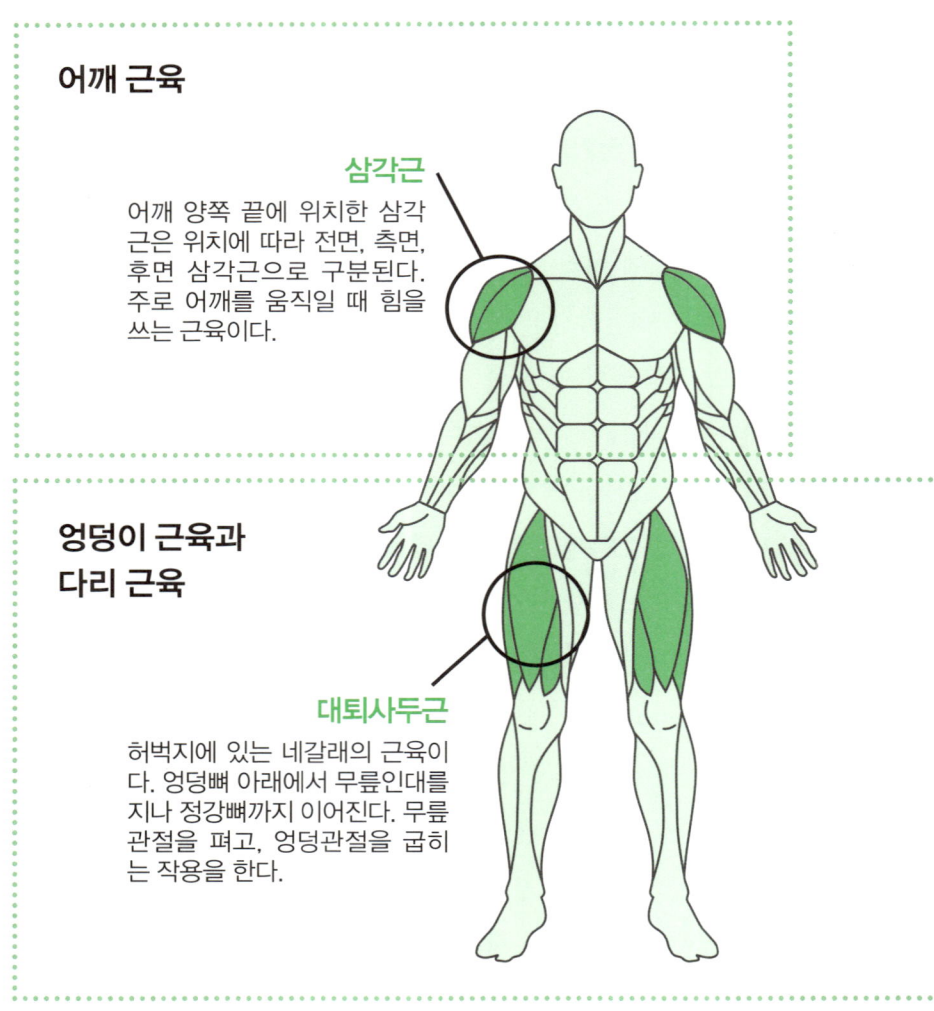

어깨 근육

삼각근

어깨 양쪽 끝에 위치한 삼각근은 위치에 따라 전면, 측면, 후면 삼각근으로 구분된다. 주로 어깨를 움직일 때 힘을 쓰는 근육이다.

엉덩이 근육과 다리 근육

대퇴사두근

허벅지에 있는 네갈래의 근육이다. 엉덩뼈 아래에서 무릎인대를 지나 정강뼈까지 이어진다. 무릎 관절을 펴고, 엉덩관절을 굽히는 작용을 한다.

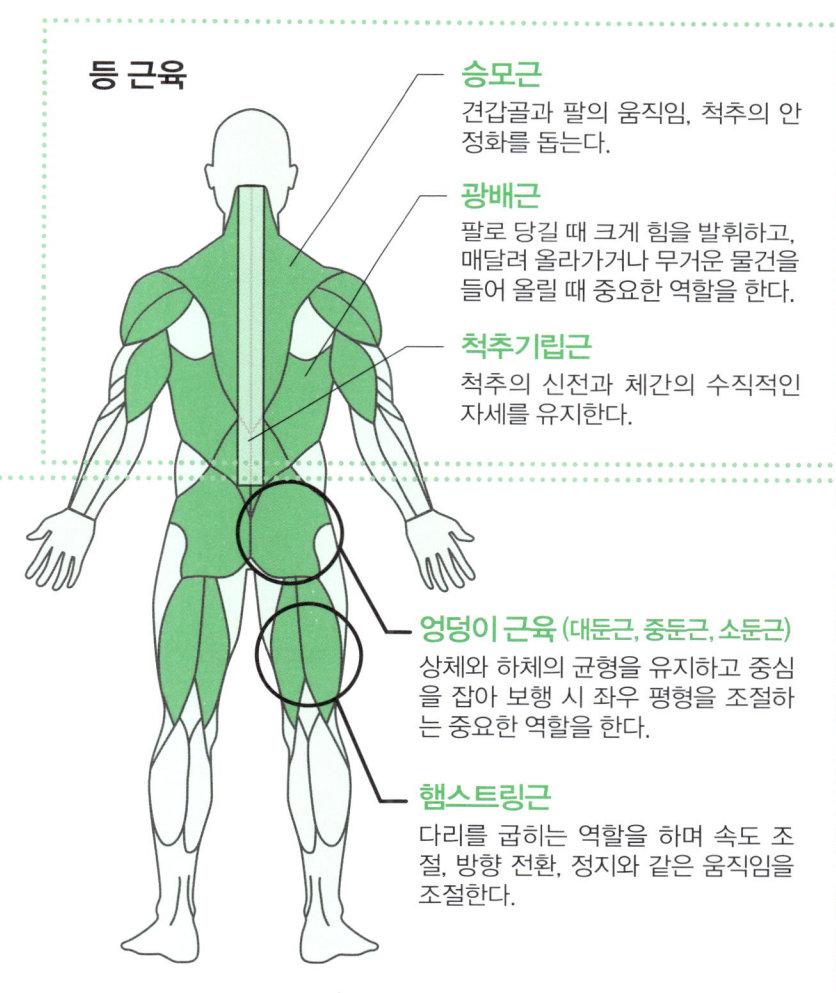

계단 오르기 이상의
운동 효과를 얻을 수 있다

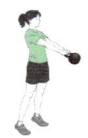

　계단을 오르는 운동이 건강 효과가 크다는 것은 잘 알려져 있다. 주변에 아파트를 비롯해 건물이 많으면 마음먹기에 따라 계단 오르기 운동은 언제든지 할 수 있다.

　계단 오르기 운동이 건강 증진에 효과가 있다는 것은 분명한 사실이다. 계단 오르기는 엉덩이 근육과 다리 앞부분의 대퇴사두근과 다리 뒤의 햄스트링근, 종아리의 비복근을 이용하는데, 5층 이상 계단을 오르면 이 근육들이 자극되어 빡빡하게 부풀어 오르는 것을 느낄 수 있다. 10층 이상 계단을 빠르게 오르면 하체 근육뿐만 아니라 심박수가 빨라지고 폐활량이 증가하는 등 100m 달리기를 하는 것과 같은 수준으로 근력운동과 유산소운동을 동시에 하는 효과가 나타난다.

계단 오르기 운동을 하기 전에 근력을 강화하자

설명한 것처럼 계단 오르기 운동은 근력운동이자 유산소운동이다. 근육을 사용하는 과정에서 근육에 지속적으로 산소와 에너지를 공급하기 위해 심박수를 높여 혈액을 빠르게 공급하기 때문이다. 계단을 15분 오르는 것만으로도 150kcal가 소모되는데, 이는 조깅과 수영을 20분, 빨리 걷기와 자전거 타기를 30분 하는 것과 같은 운동량이다. 미국 하버드대 의대에서 실시한 연구 결과에 의하면, 일주일에 20층 이상의 계단을 오르는 사람은 심근경색으로 사망할 위험성이 그렇지 않은 사람보다 21% 이상 낮다고 한다. 또 다른 연구에서는 3개월간 매일 3층 이상의 계단 오르기만 해도 혈압과 체지방량, 심폐지구력과 다리 근력이 개선되었다고 한다. 계단은 나와 가장 가까운 곳에 있으면서 공짜로 편리하게 이용할 수 있는 헬스장인 셈이다.

다만 계단 오르기 운동은 무릎관절이 건강해야 가능하다. 일반적으로 계단을 오를 때는 체중의 3배, 내려올 때는 체중의 5배 수준으로 무릎관절이 압박된다. 계단을 내려올 때는 엘리베이터를 이용한다고 가정해도 계단을 오를 때 체중의 3배를 무릎관절이 견뎌야 하니 하중이 상당히 큰 운동인 셈이다. 더욱이 엘리베이터가 없는 곳에서 계단을 내려올 때는 체중의 5배를 무릎관절이 견뎌야 한다. 등산을 하다가 무릎관절을 다쳐서 병원을 찾는 사람들이 많은 이유도 산을 오를 때는 무릎관절이 체중의 3배의 하중을 견뎌내지만 산을 내려올 때는 다리 근육의 힘이 고갈된 상태에서 체중의 5배나 되는 하중을 무릎관절이 견뎌내다 결국 연골과 관절이 손상되기 때문이다.

무릎관절 전문의나 운동 전문가도 "무조건 계단 오르기를 할 것이 아니라 하중을 견뎌낼 수 있을 만큼 무릎 근육을 만든 뒤에나 할 것"을 권한다. 다리 근육이 약하거나 평소 계단 오르기를 하지 않는 사람이라면 한 번에 5층 이상은 절대 오르지 말아야 한다. 계단 오르기 운동으로 무릎을 손상시키는 것은 하지 않는 것보다 못하다. 계단 오르기 운동에 앞서 다리 근력운동으로 하중을 견뎌낼 수 있는 근력을 만드는 것이 먼저다.

케틀벨 운동은 무릎관절에 손상을 입히지 않는다

계단 오르기 운동과 비교해서 케틀벨 운동은 어떠할까? 케틀벨 운동도 계단 오르기 운동과 마찬가지로 근력운동이자 유산소운동이다. 큰 틀에서는 계단 오르기 운동과 운동 효과가 비슷할 것으로 생각되지만 차이는 분명하다.

케틀벨 운동은 대포알 모양의 쇳덩이를 손으로 잡고 앞, 위로 흔

들면서 앉았다 일어서는 운동으로 엉덩이와 다리 근육, 허리 부위의 척추기립근, 요추와 고관절을 잡고 있는 대요근, 등의 광배근과 승모근, 어깨의 삼각근, 팔의 전완근까지 사용하는 전신 근력운동이다. 여기에 앉았다 일어서는 동작을 한 번에 30회 이상 반복하면 심박수와 폐활량이 높아져 심폐 기능도 향상된다. 이런 특별한 운동 효과로 인해 세계적인 특수기관, 특수부대 요원, 군대, 경찰에서도 체력 훈련용으로 활용하고 있다. 'The King of All Exercises? 케틀벨 운동이다'라는 말은 케틀벨 운동이 전신 근력 강화와 유산소운동 효과가 확실한 데서 생겨난 말이다.

쇳덩이 하나로 좁은 공간에서도 강도 높은 운동을 할 수 있다는 점도 케틀벨 운동의 장점이다. 케틀벨은 기본 4kg부터 36kg까지 2kg 단위로 있어 자신의 체력이나 근력 수준에 맞게 선택할 수 있다. 일반적으로 40~50대는 남자의 경우 12kg(±2)짜리를 선택하고 여자는 4~6kg짜리를 선택해 운동하면 무리가 없다. 처음에 남자는 12kg, 여자는 4kg으로 운동하다 2~4주 후부터는 중량을 한 단계씩 높여가면 된다. 케틀벨 운동은 계단이나 산을 오르고 내릴 때 무릎이 받는 하중보다 부담이 적으면서 무릎 근육을 더 강하게 만들어준다. 적당한 중량의 케틀벨을 선택해서 앉았다 일어서는 운동을 반복하면 3개월 내에는 주변의 산을 쉬지 않고 오르고 내릴 수 있게 된다.

케틀벨이 인정받는 또 다른 이유는 강력한 유산소운동이라는 점이다. 계단 오르기도 유산소운동의 효과가 있지만 케틀벨 운동과는 비교가 안 되는 수준이다. 케틀벨 중량을 자신의 근력에 맞게 선택해 30~50회 반복해 스윙하는 동작만으로도 근력은 물론 100m 달리기 수준으로 심박수와 폐활량을 늘릴 수 있다.

나는 교육생들을 훈련시킬 때 체력 훈련의 80% 이상을 케틀벨 운동으로 했다. 그 효과는 12주 후에 성과 측정을 위해 실시한 1,500m 달리기 기록에서 나타났다. 케틀벨로 훈련한 그룹은 평균 기록이 3개월 만에 1~2분 이상 단축된 5분 초반대였으며, 신기록을 계속 갱신했다. 50대 초반의 교육생은 체력이 연령 대비 평균 이하 수준이었다가 케틀벨 훈련 16주 후에 지리산 천왕봉을 쉬지 않고 오를 만큼 체력이 강해졌다. 2,000m 가까이 되는 높은 산을 오르기 위해서는 근지구력과 심폐 기능이 상당 수준 필요한데, 쉬지 않고 높은 산을 올랐다는 것은 체력이 상당히 향상되었다는 증거이다. 하체 근육과 무릎이 튼튼해야 산을 5시간 이상 오르고 내려오는 것이 가능하다.

전신 근육의 균형을 잡고 다이어트 효과까지

케틀벨 운동이 계단 오르기 운동보다 나은 또 다른 특징은 계단 오르기 운동은 일상에서 할 수 있는 운동으로 접근하기 쉽지만 운동의 효과를 점진적으로 증가시키기에는 조건이 완벽하지 않다는 점이다. 그렇다고 운동 효과가 없는 것은 절대 아니다. 운동의 효과를 점진적으로 계속 늘려나가기 위해서는 부족하다는 것이다. 이에 비해 케틀벨 운동은 개인의 능력에 맞게 단계를 점진적으로 증가시킬 수 있는 운동이다.

또한 계단 오르기 운동은 하체 근력운동에 국한된 반면, 케틀벨 운동은 전신 근력운동으로 근육을 균형 있게 증가시킬 수 있어 주요 관절인 허리와 무릎관절을 튼튼하게 하는 데도 효과가 좋다. 따라서 계단 오르기 운동도 권장하지만, 점증적이며 체계적으로 운동량을 조절할 수 있고 균형 있는 전신 근육의 향상을 위해서는 케틀벨 운동이 더 효과적이라 남녀노소를 불문하고 강력하게 권장하고 싶다.

케틀벨 운동은 다이어트 효과도 뛰어나다. 강력한 전신 근력운동이면서 유산소운동이라 체중이 줄어드는 것은 물론 탄탄한 몸매로 가꿀 수 있다는 장점이 있다. 실제로 미국 할리우드의 유명 배우들이 바쁜 일정에도 불구하고 집 또는 현장에서 케틀벨 운동을 한다고 알려져 있다.

다이어트는 근력운동과 유산소운동 중 어느 한 가지만으로는 효과를 볼 수 없다. 유산소운동만 하면 지방이 빠지면서 근육도 함께 빠지고 결국 요요현상으로 오히려 다이어트 전보다 지방량만 더 늘어난다. 특히 근육이 함께 빠지기 때문에 신체적 아름다움과 섹시함이 없어질 수 있다. 그러나 케틀벨 운동은 전신 근력운동으로 운동 시간이 짧아도 많은 양의 탄수화물을 사용하기 때문에 잉여 에너지가 지방으로 쌓이는 양을 줄여줄 뿐만 아니라 지방을 분해하는 호르몬을 많이 분비해 지방 분해량이 늘어난다. 분해된 지방은 산소에 의해 연소되는데 유산소운동으로 많은 양의 산소를 흡입하면 분해된 지방이 연소되어 없어진다.

그러니 다이어트에 성공하고 싶다면 근력운동과 유산소운동 효과를 동시에 볼 수 있는 케틀벨 운동을 해야 한다. 전신 근력운동이자 유산소운동인 케틀벨 운동은 모든 운동의 왕으로 불릴 수 있는 완벽한 운동이라고 생각한다. 일부러 피트니스센터나 헬스장에 가서 근력운동과 유산소운동을 따로 하지 않아도 되고, 집이나 사무실에서 케틀벨 하나로 운동하면 건강 증진과 다이어트의 성공, 두 가지 열매를 모두 얻을 수 있다.

6개월 만에 체력 왕이 될 수 있다

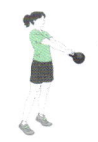

글로벌 시대에 활발히 활동하며 생존하기 위해서는 그에 맞는 체력이 뒷받침되어야 한다. 산적한 업무와 무한경쟁으로 인한 스트레스로 만성피로를 겪기 쉬운데, 만성피로를 피할 수 없다면 반드시 이겨내야 하기 때문이다. 한마디로 스트레스와 만성피로를 다스리는 일은 남녀노소를 불문하고 건강을 지키는 일이며 삶의 지혜이다.

스트레스와 만성피로를 다스리기 위해서는 우선 체력이 강해야 한다. 체력이 강해지면 면역세포인 NK세포가 2배 이상 증가해 바이러스와 각종 세균으로 인한 감염을 막고, 무서운 암세포도 파괴하는 보호벽이 생겨 만병을 이길 수 있다.

체력은 일반적으로 신체활동을 할 수 있는 힘이자 질병·추위 등 외부 요인에 대한 몸의 저항력이다. 체력은 행동체력과 방위체력으로 구분된다. 행동체력은 체격, 근력, 심폐지구력, 근지구력, 유연성 등 신체적 능력을 말한다. 방위체력은 물리적·생물적·정신적 스트레스에 대한 저항력을 말한다. 즉 체력이 향상되면 신체활동 능력이 좋아져서 질병이나 스트레스, 세균 감염 등에 저항하는 능력과 외부 환경에 적응하는 능력이 좋아진다. 그렇기에 체력을 높이는 운동은 선택이 아닌 필수이다.

우리가 체력 운동을 해야 하는 이유

체력 운동은 운동선수는 물론 일반인에게도 필요하다. 우선, 운동선수에게 체력 운동은 폭발적인 스피드와 힘 그리고 기술을 효과적으로 장시간 발휘하는 능력을 기르는 것을 목표로 한다. 즉 운동선수는 경기력을 향상시킴으로써 경기에서 이겨 선수로서의 수명을 연장시키는 것은 물론, 힘과 지구력을 향상시켜 외부 충격으로부터 신체를 보호함으로써 부상을 방지하기 위해 체력 운동을 한다.

이에 비해 일반인의 체력 운동은 신체 기관의 생리적 기능이 쇠퇴하면서 생기는 다양한 질환을 예방하고 노화를 늦추기 위한 수단이다. 일반인이 체력을 향상시키는 목적은 3가지로 정리할 수 있다.

첫째, 근력을 향상시켜서 허리, 무릎, 어깨, 목 등의 근골격계에 보호벽을 만들고, 유산소운동으로 심폐 기능을 향상시켜서 혈압과 혈당을 안정화하고 심장, 폐 관련 질환을 예방한다.

둘째, 정신 건강을 보호한다. 매일 체력 운동을 하면 행복 호르몬(노르에피네프린, 도파민, 세로토닌, 엔도르핀)의 분비가 활성화되는 반면 스트레스 호르몬인 코티솔은 분비가 줄어든다. 이는 해마와 전전두엽의 역할을 강화함으로써 불안증과 우울증과 치매를 예방 및 치유하고, 매사 긍정적이고 의욕적이며 밝은 기분을 유지하는 등 정신 건강에도 강력한 보호벽을 만든다.

셋째, 과중한 업무로 인한 피로와 스트레스를 막아주는 방어벽을 만든다. 체력이 강한 만큼 예비력이 높아져서 피로가 쌓이지 않고 업무에 대한 열정과 집중력이 향상된다. 또한 스트레스 수치도 낮아져 무한경쟁에서 살아남을 수 있는 몸으로 변화된다.

이처럼 체력 운동은 병들지 않는 몸, 피로하지 않은 몸, 스트레스에 강한 몸을 만들어준다.

이와 같은 체력 향상의 목적을 완벽하게 충족시키는 것이 케틀벨 운동이다. 즉 케틀벨 운동은 행동체력과 방위체력을 동시에 강화해 완벽한 체력을 만드는 효과가 뛰어나다.

세계적인 특수요원들도 케틀벨로 체력 훈련을 하고, 케틀벨로 체력을 평가한다. 특수요원들에겐 강인한 체력이 무엇보다 중요하다. 그래야 국가의 비밀 업무를 수행하고, 사회적 안녕과 법의 질서 회복을 위한 일을 하고, 국가의 영토 방위와 국민의 생명을 보호하기 위한 업무를 수행할 수 있기 때문이다. 강인한 체력이 바탕이 되어야 극한 상황에서도 실패 없이 업무를 수행할 수 있으며 자신의 생명도 보호할 수 있다.

내가 경험했던 수많은 운동 중에서 케틀벨 스윙만큼 짧은 시간에 전신 근육이 단련되는 운동은 없었다. 자그마한 쇳덩어리를 양손으로 잡고 30~50회 스윙하는 것만으로도 심장이 터질 듯하고 하체 근육에 아주 강한 자극이 가해진다.

그래서 한 번 케틀벨 운동을 경험한 사람은 그 매력에 푹 빠져든다. 케틀벨 운동 3개월이면 체력이 보통 수준으로 향상되고, 6개월이면 슈퍼맨급 체력을 갖게 된다. 지금 당장 사무실 또는 집에 케틀벨을 비치해 스윙을 시작하자. 처음에는 힘들고 효과가 미미하겠지만 6개월 후에는 누구나 슈퍼맨처럼 강해질 수 있다.

대사량을 늘려 체중과 지방을 줄인다

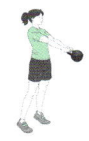

30대까지는 체중이 증가해도 하루나 이틀 정도만 적게 먹으면 원래 체중으로 돌아왔는데, 40대가 되면서 체중이 쉽게 빠지지 않는다며 하소연하는 사람들이 많다. 40대가 넘으면 노력해도 체중이 쉽게 빠지지 않는 것은 왜일까?

직접적인 원인은 대사량의 저하다. 40대 이후부터는 대사 기능이 떨어져 에너지 소비량이 대폭 감소하고, 남아도는 에너지가 모두 지방세포로 축적되어 체지방이 증가하기 때문이다. 식사량을 줄이지 않으면 체중 증가는 더 빨라진다.

근육이 줄어들면 대사량도 줄어든다

40대 이후로 대사량이 떨어지는 가장 큰 원인은 근육량이 감소했기 때문이다.

우리 몸에서 이루어지는 대사는 기초대사, 활동대사, 식사유도성 열대사로 나뉜다. 기초대사는 체온 유지, 호흡, 심장박동 등 생물체가 생명 유지에 쓰는 최소한의 에너지로, 전체 대사의 60~75%에 이른다. 우리 몸이 소모하는 열량에서 가장 큰 비율을 차지하는 것이다. 기초대사량은 근육량에 정비례한다.

전체 대사량 중에서 기초대사량을 뺀 나머지 열량의 20~30%는 일상생활에서 운동, 노동 등의 활동을 하면서 소모되는데 이런 에너지 소비를 활동대사라고 한다. 식사유도성 열대사는 음식을 먹으면서 이뤄지는 에너지 소비로 전체 대사의 약 10%를 차지한다.

> 총 에너지 대사량 =
> 기초대사량 60~75% + 활동대사량 20~30% + 식사유도성 열대사량 10%

근육량이 감소하면 기초대사량과 활동대사량 모두 떨어진다. 근육은 움직임이나 자극이 없으면 바로 줄어든다. 근육이 줄어드는 속도는 활동 수준과 종류에 따라 차이가 있지만, 근육량의 감소는 기초대사량과 활동대사량 모두에 영향을 미쳐 총 에너지 대사량이 감소하는 것이다. 기초대사량 60~75%에서 근육이 소모하는 비율은 약 60%이다. 즉 총 에너지 대사량 중 40%가 근육에 의해 쓰이는 것이다.

> **기초대사량 = 총 에너지 대사량의 60~75%**
> 기초대사량 중 60%는 근육이 사용한다. 그러므로
> **근육이 쓰는 에너지 소모량 =**
> 총 에너지 대사량의 약 40% [0.6~0.75 × 0.6 = 0.4 (0.36~0.45)]

기초대사량은 우리가 하루에 소모하는 에너지량의 60~75%를 차지할 정도로 중요하다. 기초대사량은 일반적으로 체중 1kg당 1시간에 1kcal이고, 여성은 0.9kcal인 것으로 알려져 있다. 예를 들어 체중이 70kg인 남성의 하루 기초대사량은 1,680kcal[70kg×24시간×1kcal/(kg·시간)]이고, 체중 50kg의 여성의 하루 기초대사량은 1,080kcal[50kg×24시간×0.9kcal/(kg·시간)]이다.

활동대사량은 개인이 얼마나 활동적으로 움직이느냐에 따라 매일 달라진다. 피곤해서 하루 종일 누워 지내면 하루의 활동대사량은 매우 적을 것이고, 축구와 같은 강도 높은 운동을 했다면 그날의 활동대사량은 매우 많을 것이다.

근력운동과 유산소운동을 동시에 할 수 있는 케틀벨 운동을 하면 활동대사량은 기초대사량의 60~70% 정도가 된다. 예를 들어,

케틀벨 운동을 한 체중 70kg 남성의 1일 총 에너지 대사량은 1,092kcal[1,680kcal/일×0.65]이다. 기초대사량 1,680kcal, 케틀벨 운동으로 인한 활동대사량 1,092kcal를 합하면 약 2,772kcal를 소모하는 것이다.

> 체중 70kg인 남성이 케틀벨 운동을 했을 때의 기초대사량과 활동대사량
> - 기초대사량 = 1,680kcal
> - 활동대사량 = 1,092kcal(1,680kcal × 0.65)
> - 총 에너지 대사량 = 2,772kcal(1,680kcal + 1,092kcal)

그런데 40대에 접어들어 근육량이 감소하면 움직이는 양과 강도가 약해져 활동대사량도 떨어진다. 결국 근육량이 감소하면 총 에너지 소모량, 즉 대사량이 줄어들어 체중 증가와 건강에 악영향을 미치는 지방세포가 증가하게 된다.

체중과 지방세포 증가를 방지하기 위한 열쇠는 기초대사량을 늘리는 것이다. 기초대사량을 늘리는 방법은 근육량을 증가시키는 것이 가장 효율적이다.

대사량을 늘리는 가장 효과적인 방법

기초대사량을 늘리기 위해서는 3개월 이상의 기간이 필요하다.

그러나 최근 연구에 의하면, 근력운동은 3개월 이상 하지 않아도 적정 강도로 근육을 자극하면 바로 기초대사율이 높아진다고 한다. 대사가 활발하면 가만히 있어도 소모되는 에너지의 양이 많아지므로 운동으로 기초대사량을 늘리는 것이 체중과 지방을 줄이는 가장 좋은 방법이다.

반복해 말하지만, 다이어트에 성공하려면 근력운동으로 지방을 분해하고 분해된 지방을 유산소운동으로 연소하는 것이 가장 이상적이다. 그런 점에서 케틀벨 운동이 가장 적합하다. 케틀벨 운동을 계속하면 근육량이 증가할 뿐만 아니라 근육을 자극해서 아드레날린, 성장호르몬, 테스토스테론 등의 호르몬이 분비되어 지방을 분해한다. 분해된 지방은 유산소운동으로 연소된다. 체중과 지방을 줄이는 다이어트에 유산소운동이 빠져서는 안 되지만 근력운동 없이는 성공할 수 없다. 두 가지 운동을 함께 해야 다이어트에 성공할 수 있는 것이다.

우리 몸의 근육은 70%가 하체에 있다. 케틀벨 운동은 하체 중심의 근력운동이자 전신 근력운동이며, 동시에 유산소운동 효과가 있는 운동이다. 하체에 체지방을 소비하는 소비 공장을 만들고 유산소운동으로 산소라는 기름을 넣어 체지방을 태울 수 있는 완벽한 운동이다. 40대 이후의 체지방과 다이어트가 고민이라면 케틀벨 운동만 한 것이 없다.

케틀벨을 만나면 다이어트에 100% 성공한다

대사량을 높여 체내 지방을 소비하기 위해서는 적절한 절식에 근력운동과 유산소운동을 병행하는 것이 가장 효과적이지만, 대부분 시간을 쪼개 생활하는 사람들은 근력운동과 유산소운동을 함께 할 시간을 내기가 어렵다. 보통 근력운동과 유산소운동을 모두 하려면 2시간 정도 소요되는데, 아무리 다이어트에 효과가 있다고 해도 매일 2시간씩 운동하는 것은 웬만한 의지와 노력 없이는 현실적으로 불가능하다. 그래서 가장 쉽게 접근할 수 있는 걷기 운동이나 달리기를 선택하는 사람들이 대부분이다. 그러나 걷기 운동만으로는 다이어트에 성공하기 어렵다. 걷기를 1시간 해도 소비되는 칼로리는 약 250~350kcal이고, 고강도 달리기를 60분간 해도 약 500~600kcal가 소모되기 때문에 다이어트 효과는 크지 않다.

다이어트에 성공하는 비결은 근력운동과 유산소운동을 함께 하는 것이다. 걷기, 달리기 등 유산소운동을 2시간 동안 고강도로 하면 약 600~1,000kcal가 소모되지만 매일 2시간씩 장기간 운동해야 하는 부담과 장기간 유산소운동을 할 경우 근육량도 줄어 결국 요요현상이 생겨 실패하기 쉽다.

앞에서도 얘기했듯 다이어트를 위한 가장 이상적인 운동이 케틀벨이다. 제3장에서 자세하게 설명하겠지만, 케틀벨 운동 초보자는 약 1~2개월간 적응 단계와 초보 단계를 거치면서 근력운동 위주로 하다가 2개월 이후부터는 케틀벨 스윙의 강도를 높여 반복 횟수를 30회 이상으로 증가할 수 있으면 그때부터 근력운동과 유산소운동 효과가 동시에 일어난다.

실제로 20대, 30대, 40대, 50대를 대상으로 케틀벨 운동 중심으로 4~12개월간 운동을 한 결과 체지방이 3~10kg, 체중이 5~15kg 감량되었다. 1,500m 달리기 기록도 30% 이상 향상되었다. 중요한 것은 체중과 체지방이 감소하고 근육이 증가했다는 것이다. 이는 근력운동과 유산소운동의 효과가 동시에 일어났다는 증거이며, 다이어트에도 성공했다는 뜻이다.

다시 강조하지만, 케틀벨 운동은 근력운동과 유산소운동의 효과를 동시에 볼 수 있어 바쁜 현대인에게 가장 적합한 다이어트 운동법이다. 케틀벨 운동을 시작하는 순간 다이어트는 성공의 길로 들어선 셈이다. 평생 아름답고 섹시하게 건강한 청춘으로 살아가고 싶다면 지금 당장 케틀벨 운동을 시작하자!

제3장

생존근육 키우는 케틀벨 운동 시작하기

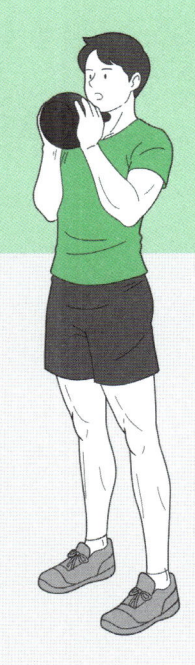

케틀벨 운동에 대한 기본 상식

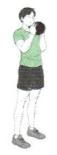

　대포알 위에 손잡이를 달아놓은 것과 같이 생긴 케틀벨은 러시아에서 처음 사용되었다. 그 기원은 1700년대로 약 300년 이상의 오랜 역사를 자랑한다. 1990년 초 구소련 KGB의 체력 훈련 교관이었던 파벨 차졸린이 1998년에 미국으로 이민한 뒤 RKC(Russian Kettlebell Challenge)라는 단체를 만들면서 세상에 널리 알려지게 되었다.

　기구의 사용법이 간단하고, 좁은 공간에서 짧은 시간 투자해도 운동 효과가 뛰어나 한번 효과를 경험한 사람은 그 매력에 푹 빠져든다. 자그마한 쇳덩어리를 양손으로 잡고 30~50회 스윙을 반복하면 심장이 터질 듯하고 하체 근육은 버틸 수 없을 정도로 단단해지는, 강도 높은 근육운동이자 유산소운동이다. 한 가지 기본 동작만으로 근력과 심폐 기능을 동시에 향상시킬 수 있으니 이보다 완벽한 운동은 없다고 평가할 정도다. 나는 수많은 운동을 경험했지만 케틀벨 스윙만큼 짧은 시간에 큰 효과를 보는 운동은 아직 경험하지 못했다. '앉은뱅이도 일어서 걸어 다닐 수 있게 한다'는 말이 있을 정도로 효과가 뛰어나다.

케틀벨은 기본 세팅이 가장 가벼운 4kg에서부터 가장 무거운 36kg까지 2kg 단위로 있어 성장기인 청소년부터 고령의 노인까지 남녀노소 누구나 자신의 체력에 맞게 운동할 수 있다.

기본 동작은 스윙인데, 케틀벨을 양손으로 잡고 앉았다 일어서면서 케틀벨을 위로 올렸다가 다시 몸으로 받아내서 앉는 자세로 돌아오는 운동이다. 이런 동작은 직립 동물인 인간이 생존을 위한 본능적인 움직임인 '앉았다 일어서서 밀고 당기는 동작'과 같다. 이런 동작을 가능케 하는 근육을 생존근육, 즉 생존을 위한 근육이라고 하며, 이런 동작을 할 수 있어야 생명활동을 위한 에너지를 얻고 내·외부의 위협 요인으로부터 신체를 보호할 수 있다.

연구에 의하면 우리 몸에서 케틀벨 스윙에 동원되는 근육이 650여 개 중 600개 이상이라고 한다. 생존근육을 포함해 전신의 근육이 거의 동원되는 것이다. 또한 케틀벨 스윙은 평균 1분당 20kcal, 20분에 400kcal를 소모한다고 한다. 이는 20분에 5km를 달리는 것과 비슷한 소모량이다. 케틀벨 스윙을 1시간 하면 무려 1,200kcal를 소모할 수 있어 다이어트 효과도 탁월하다.

케틀벨 운동 수칙
10가지

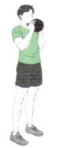

　아무리 좋은 식품도 잘못 조리해서 먹으면 몸에서 독으로 작용하듯, 아무리 좋은 운동도 잘못된 방법으로 하거나 기본 수칙을 지키지 않으면 오히려 몸을 상하게 한다. 본격적으로 케틀벨 운동을 배우기 전에 아래의 10가지 수칙을 숙지하자.

1. 매일 한다
　근육이 줄어드는 40~50대부터는 매일 밥 먹듯 케틀벨 운동을 한다.

2. 2~3주 단위로 중량과 운동량을 늘린다

운동은 점증적 과부하 원리에 맞게 해야 한다. 즉 같은 중량과 운동량으로 2~3주 운동했다면 그 후에 중량, 반복 횟수, 세트 수를 점차 늘려가며 운동을 한다.

3. 무릎은 90도 이상 구부리지 않는다

무릎을 90도 이상 구부리면 손상되기 쉬우니 무릎을 많이 굽히지 말고 힙힌지(Hip hinge. 고관절을 접고 펴기)로 한다.

4. 엉덩이를 뒤로 빼면서 앉았다 일어선다

앉았다 일어서는 운동의 목적은 엉덩이 근육과 허벅지 근육을 자극하는 것이다. 무게중심이 엉덩이와 허벅지에 실리도록 엉덩이를 뒤로 빼면서 앉았다 일어선다.

5. 하복부의 단전에 힘을 주고 운동을 한다

허리 요추 부위가 뒤로 많이 밀리거나 앞으로 밀리면 허리 부상의 원인이 된다. 하복부 단전에 힘을 주고 운동하면 허리가 앞이나 뒤로 밀리지 않는다.

6. 호흡은 힘을 줄 때 내쉬고, 힘을 뺄 때 들이쉰다

일어설 때, 밀 때, 당길 때는 숨을 짧게 내쉬고, 앉을 때와 케틀벨을 놓을 때는 숨을 짧게 들이마신다.

7. 슬로 트레이닝으로 하면 효과가 배가 된다

앉을 때는 2초에 걸쳐 천천히 앉고, 일어설 때는 빠르게 일어서면 관절에 부담이 적게 가면서 근육 강화 효과는 훨씬 커진다.

8. 뇌가 의식하도록 근력운동을 해야 효과가 더 크다

앉았다 일어서는 운동은 엉덩이 근육과 다리 근육에 집중하고, 미는 운동은 어깨 근육, 당기는 운동은 등 근육에 집중하면서 하면 운동 효과가 더 커진다.

9. 운동은 영양 섭취까지다

운동으로 손상된 근육이 빠른 시간 내에 초과회복(운동 후 일정 기간 동안 휴식하면 운동하기 이전보다 체력이 좋아지는 것)되려면 운동 후 1시간 이내에 단백질을 섭취해야 한다.

10. 통증이나 피로를 느끼면 즉시 중단한다

통증은 염증이 있다는 증거이며, 피로가 회복되지 않으면 심리적으로 준비되지 않았다는 증거다. 그럴 땐 충분히 휴식한 후 통증이 사라지면 다시 운동을 시작한다.

스트레칭으로
준비운동 하기

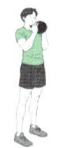

모든 운동은 준비운동으로 시작한다. 동작이 간단한 케틀벨 운동도 준비운동은 필수다. 아래 3가지 스트레칭을 하며 케틀벨 운동을 준비하자.

- **엉덩이·고관절 스트레칭** : 앉았다 일어서는 운동을 하기 전에 실시한다.
- **장요근 스트레칭** : 골반과 허리를 유연하게 만든다.
- **다리 스트레칭** : 앉았다 일어서는 운동을 하기 전에 다리 뒤와 다리 안쪽의 근육을 유연하게 만든다.

엉덩이·고관절 스트레칭 _ 좌우 다리 각 2회씩

앉았다 일어서는 운동을 하기 전에 고관절과 엉덩이 근육을 풀어 준다.

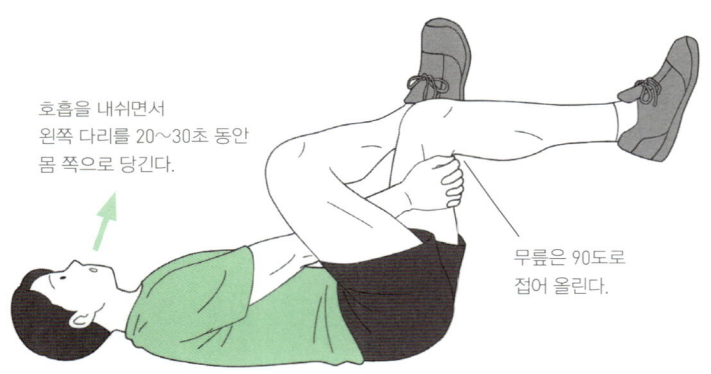

호흡을 내쉬면서 왼쪽 다리를 20~30초 동안 몸 쪽으로 당긴다.

무릎은 90도로 접어 올린다.

01. 바닥에 누워 두 다리를 90도로 접어 올리고 오른쪽 다리를 왼쪽 무릎 위에 올린다.

02. 오른손과 왼손은 왼쪽 다리 허벅지를 감싸면서 깍지를 낀다.

03. 호흡을 내쉬면서 깍지 낀 손으로 왼쪽 다리를 몸 쪽으로 20~30초 동안 당긴다.

04. 오른쪽 다리도 같은 방법으로 스트레칭한다.

장요근 스트레칭 _ 좌우 다리 각 2회씩

몸의 중심부 골반과 허리 요추를 지탱해주는 장요근을 스트레칭해 골반과 허리를 유연하게 만든다.

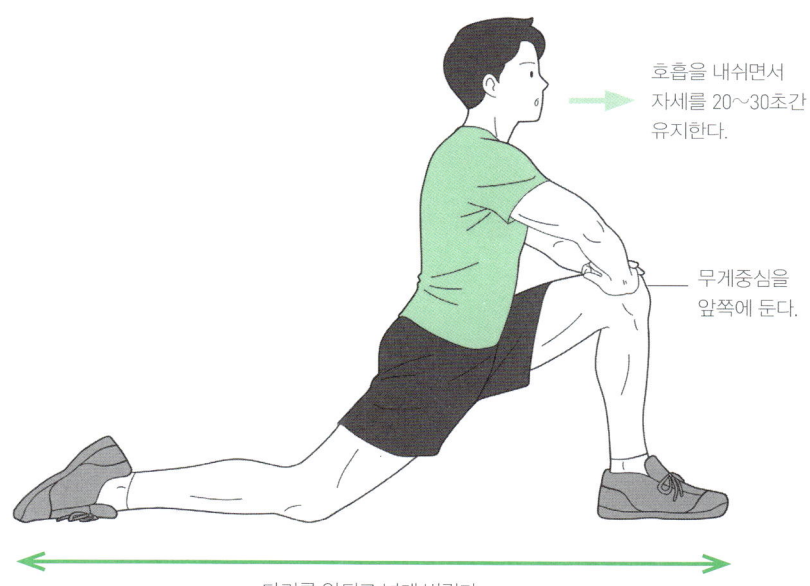

호흡을 내쉬면서 자세를 20~30초간 유지한다.

무게중심을 앞쪽에 둔다.

다리를 앞뒤로 넓게 벌린다.

01. 다리를 앞뒤로 넓게 벌리고, 두 손은 앞에 있는 다리의 무릎 위에 살포시 얹는다.

02. 뒤쪽 다리는 무릎이 바닥에 닿을 정도로 깊게 구부리고, 앞쪽 다리는 무릎 각도가 90도 이내가 되도록 굽힌 뒤 무게중심을 앞쪽으로 기울여 장요근이 긴장되도록 집중한다.

03. 호흡을 내쉬면서 그 자세를 20~30초간 유지한다.

04. 다른 쪽 다리도 같은 방법으로 스트레칭한다.

다리 스트레칭 _ 2회

앉았다 일어서는 운동 전에 다리 뒤의 햄스트링근과 다리 안쪽의 내전근을 스트레칭으로 유연하게 만든다.

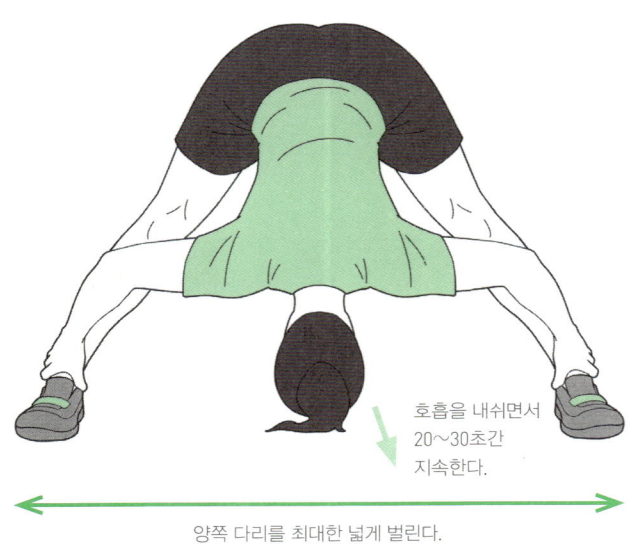

호흡을 내쉬면서 20~30초간 지속한다.

양쪽 다리를 최대한 넓게 벌린다.

01. 양쪽 다리를 최대한 넓게 벌리고 허리를 굽혀 양손으로 발목을 잡는다.

02. 머리를 앞으로 숙여 다리 뒤 햄스트링근과 다리 안쪽 내전근이 긴장되도록 집중한다.

03. 호흡을 내쉬면서 20~30초간 지속한다.

케틀벨
중량 선택하기

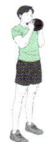

　케틀벨은 기본 세팅이 가장 가벼운 4kg부터 가장 무거운 36kg까지 2kg 단위로 구성되어 있다. 사람마다 나이와 체력, 운동 능력이 다르기에 중량을 일반화하기는 어렵지만, 초보자 기준으로 120쪽의 기준표와 같이 선택하면 적절하다. 단, 남자의 경우 상급자 단계까지 더 많은 기구가 필요한데 2kg 단위 중량을 4kg 또는 6kg 단위로 구입해서 중량을 증가시키는 기간을 늘려서 운동하면 된다.

　케틀벨 가격은 1kg당 3,000원으로 저렴하며, 간편하게 인터넷으로도 구입할 수 있다.

다양한 무게의 케틀벨

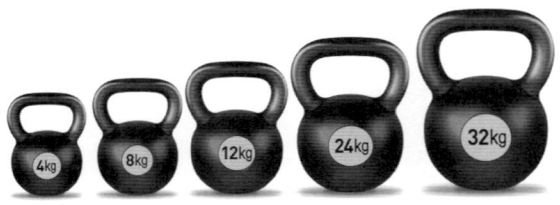

케틀벨은 기본 세팅이 가장 가벼운 4kg부터 가장 무거운 36kg까지 2kg 단위로 구성되어 있다.

연령대별 케틀벨 중량 기준표 (초보자 기준)

	남자	여자
30~40대	12kg 또는 14kg	6kg, 8kg, 10kg
50대	10kg 또는 12kg	
60대	8kg 또는 10kg	4kg 또는 6kg
70대 이상	6kg 또는 8kg	

 케틀벨 중량 선택은 체력 수준에 맞추는 게 우선이지만 심리적 중량도 고려해야 한다. 처음에는 연령대별 가장 가벼운 중량으로 시작해 3개월까지 1~2단계 중량으로 늘리면 되지만, 그 중량이 무겁게 느껴지면 그 아래 중량을 선택해서 운동한다. 특히 50대 이

후는 체력 수준보다 심리적 요인이 더 중요할 수 있어 중량 기준표보다 더 낮춰도 상관없다.

생존근육 강화를 위한 케틀벨 운동은 스윙, 푸시, 로우 3가지만 해도 충분하다. 케틀벨 스윙과 로우, 푸시 운동에서 초보 남자의 경우 30~40대는 12~14kg, 50대는 10~12kg, 60대는 8~10kg, 70대 이상은 6~8kg의 케틀벨이 필요하다. 여자의 경우 30~50대는 6~10kg, 60~70대 이상은 4~6kg의 케틀벨이 필요하다.

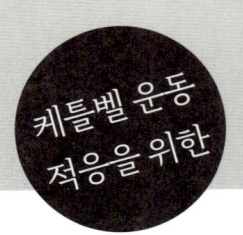

맨몸 스쿼트

처음 2~3주간은 적응 기간으로 맨몸 스쿼트를 하자

본격적으로 케틀벨 운동을 하기 전에 2~3주간은 적응 기간으로, 맨몸 스쿼트를 해야 한다. 이때 무릎 자세가 아주 중요하다. 맨몸 스쿼트에서 구부려 앉을 때의 무릎 방향은 그림 A와 같이 V자형으로 앉아야 하고, 양 무릎이 발끝보다 너무 앞으로 나오지 않는 것이 중요하다. 그림 B와 같이 무릎이 안쪽으로 말리면 무게중심이 안쪽으로 기울어져 무릎 슬관절과 내측 인대가 손상될 수 있다.

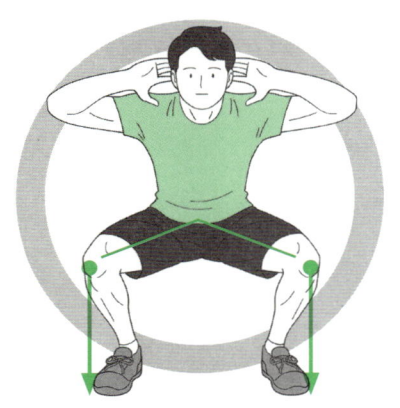

그림 A : 올바른 자세

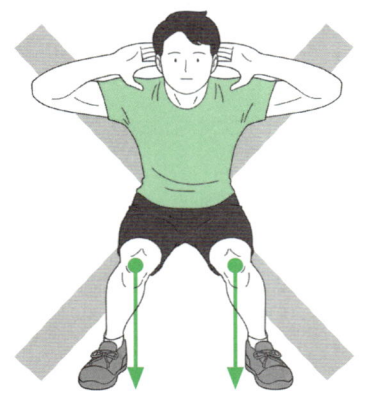

그림 B : 잘못된 자세

★ 잠깐!

근력운동은 자세를 정확하게 했을 때 운동 효과가 크고, 부상 위험도 적다. 근력운동을 처음 시작할 때는 관절과 근육, 연약한 인대와 건 등 연조직을 어느 정도 강화시킨 후 중량 스쿼트로 옮겨가는 것이 바람직하다.

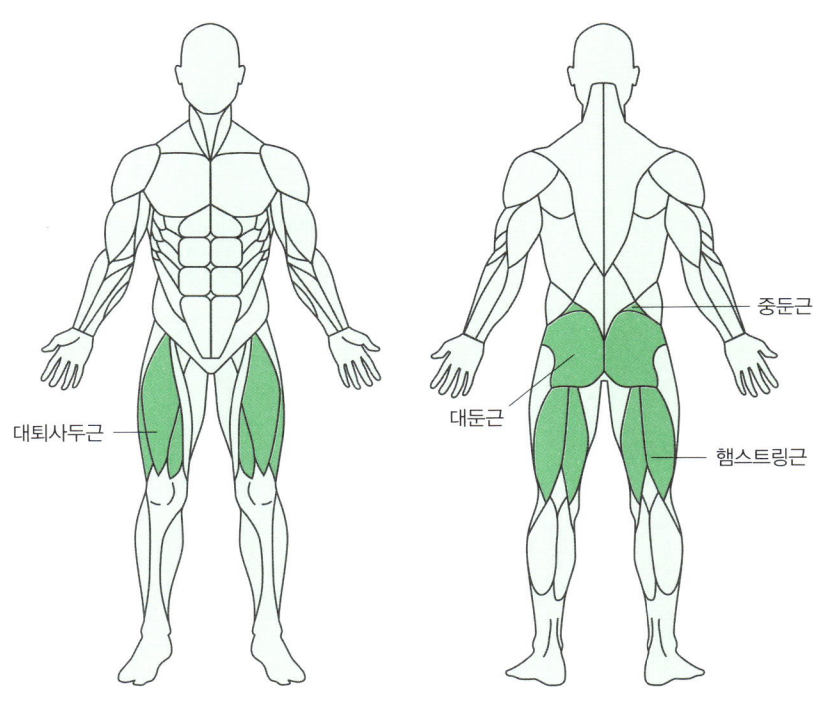

[맨몸 스쿼트로 단련되는 근육]

맨몸 스쿼트의 올바른 운동법

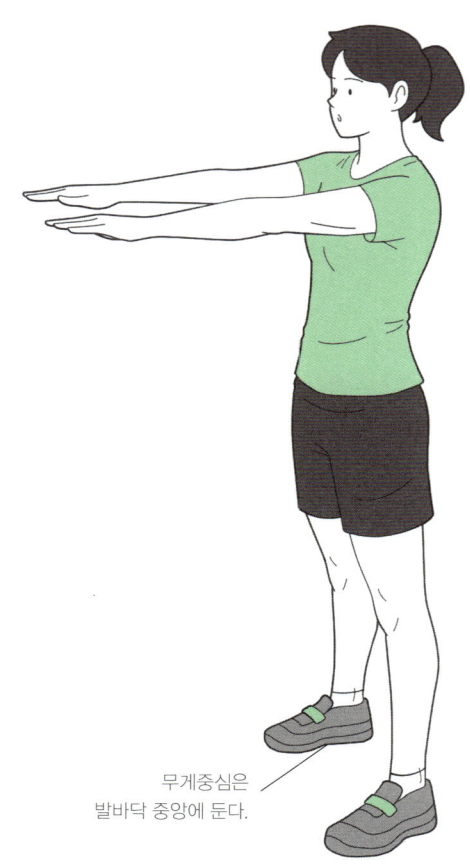

★ 잠깐!
고령자나 하체 근력이 부족한 사람은 의자에 앉았다 일어서는 식으로 해도 좋다.

무게중심은 발바닥 중앙에 둔다.

01 양발을 어깨너비보다 조금 넓게 V자형으로 벌려 서고 팔은 앞으로 뻗어 몸의 균형을 잡고 무게중심은 발바닥 중앙에 둔다.

1주차	2주차
매일 15~20회씩 3~5세트	매일 20~30회씩 5세트

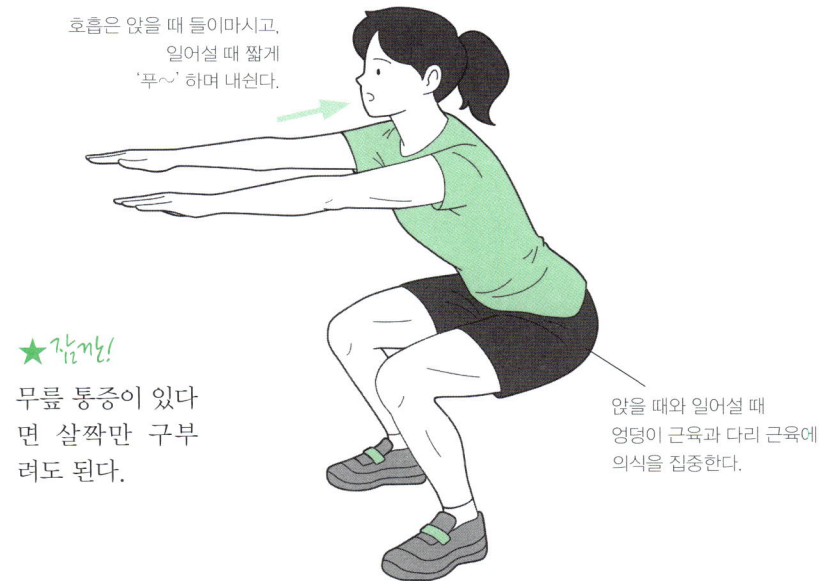

호흡은 앉을 때 들이마시고, 일어설 때 짧게 '푸~' 하며 내쉰다.

★ 잠깐!
무릎 통증이 있다면 살짝만 구부려도 된다.

앉을 때와 일어설 때 엉덩이 근육과 다리 근육에 의식을 집중한다.

02 가슴을 열어 등을 펴고 숨을 들이마시며 무릎을 90도까지 구부리며 앉는다. 이때 엉덩이 근육과 다리 근육에 의식을 집중하면서 천천히 내려간다.

03 숨을 내쉬며 천천히 무릎을 펴면서 엉덩이와 다리 근육을 이용해 처음 자세로 일어선다.

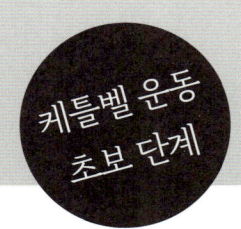

케틀벨 스쿼트

케틀벨 스쿼트로 갈아타자

맨몸 스쿼트를 2~3주간 실시한 후에는 점증적 과부하의 원리에 따라 케틀벨 스쿼트로 갈아타자. 그리고 점증성의 원리에 따라 단계를 밟아 케틀벨 스윙을 하자. 다리 근육과 엉덩이 근육에 더 강한 자극이 가는 것을 몸으로 느낄 수 있다. 케틀벨 스쿼트를 먼저 실시하는 이유는 케틀벨 스윙 전에 관절의 연조직과 엉덩이 근육, 다리의 대퇴사두근을 강화해 케틀벨 스윙에 잘 적응하기 위함이다.

- 처음 시작은 연령대별 기준 중량표(120쪽)에서 가장 가벼운 중량으로 시작한다.
- 단계적으로 운동을 늘려가자.

1~2주간 매일 15~20씩 3세트 ⇨ 3~4주간 매일 20~25회씩 4세트 ⇨ 5~6주 매일 25~30회씩 5세트 이상 ⇨ 7주차부터는 체력에 따라 중량, 반복 횟수, 세트 수를 늘려가며 운동하면서 서서히 케틀벨 스윙으로 갈아탄다.

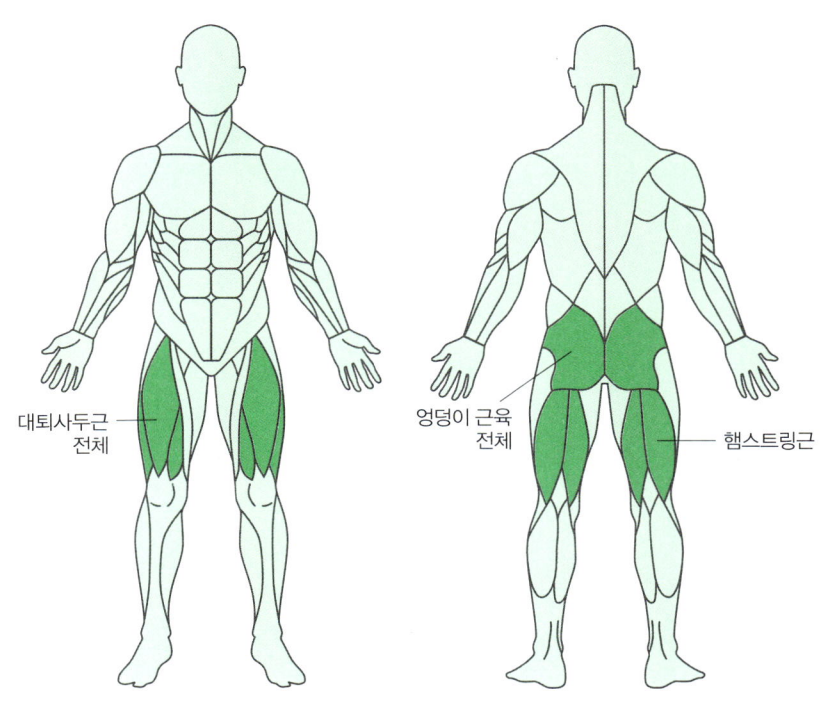

[케틀벨 스쿼트로 단련되는 근육]

케틀벨 스쿼트의 올바른 운동법

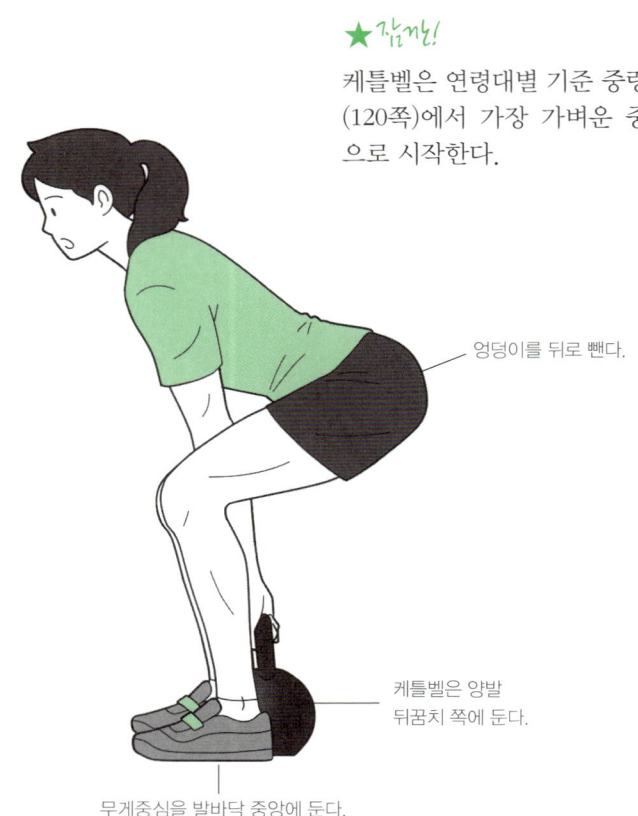

★ 잠깐!
케틀벨은 연령대별 기준 중량표 (120쪽)에서 가장 가벼운 중량으로 시작한다.

엉덩이를 뒤로 뺀다.

케틀벨은 양발 뒤꿈치 쪽에 둔다.

무게중심을 발바닥 중앙에 둔다.

01 양발은 어깨너비보다 약간 넓게 V자로 벌려 서고 양손으로 케틀벨을 잡는다.

02 가슴을 펴고 엉덩이를 뒤로 빼서 무게중심을 발바닥 중앙에 놓는다. 이때 케틀벨은 양발 뒤꿈치 쪽에 둔다.

1~2주차	3~4주차	5~6주차	7주~
매일 15~20회씩	매일 20~25회씩	매일 25~30회씩	체력에 따라
3세트	4세트	5세트 이상	증가

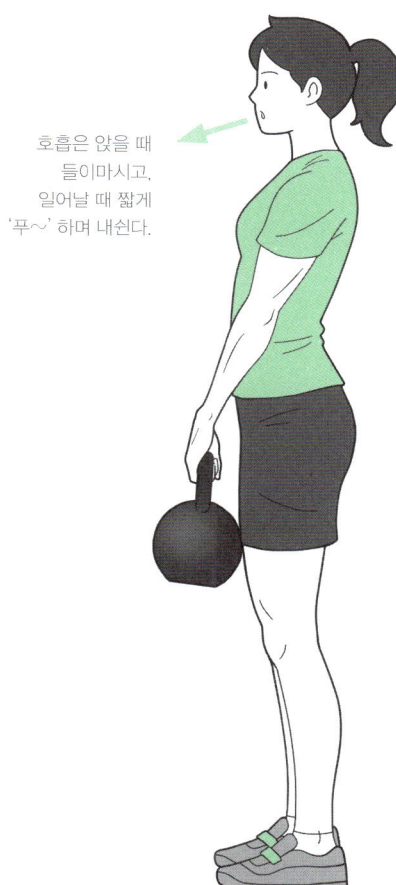

호흡은 앉을 때 들이마시고, 일어날 때 짧게 '푸~' 하며 내쉰다.

★ 잠깐!

단계적으로 운동의 강도를 늘려가자.

★ 잠깐!

운동 후 엉덩이 근육과 다리 근육에 통증이 있다면 2~3일 쉬었다가 운동한다. 대부분 처음 운동할 때 나타난 통증은 2~3일이면 회복된다.

03 일어났을 때 허리가 몸의 중심선보다 앞으로 나가지(전골) 않도록 코어(하복부)에 힘을 주고 중립을 유지한다.

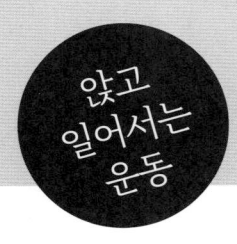

케틀벨 스윙

생존근육을 단련하는 첫 번째 운동

케틀벨 스쿼트를 6~7주간 했다면 무릎과 허리, 척추 연조직이 강화되었을 것이며, 엉덩이 근육과 다리 대퇴사두근도 향상되었을 것이다. 그러니 이제는 케틀벨 스윙으로 옮겨가자. 모든 운동 중 최고의 전신 근력운동이자 유산소운동을 본격적으로 시작하는 것이다.

케틀벨 스윙을 하면 주로 단련되는 근육은 엉덩이의 대둔근과 다리의 대퇴사두근, 햄스트링근이다. 이외에도 보조근육으로 전신 650개 근육 중 600개 이상의 근육이 동원된다.

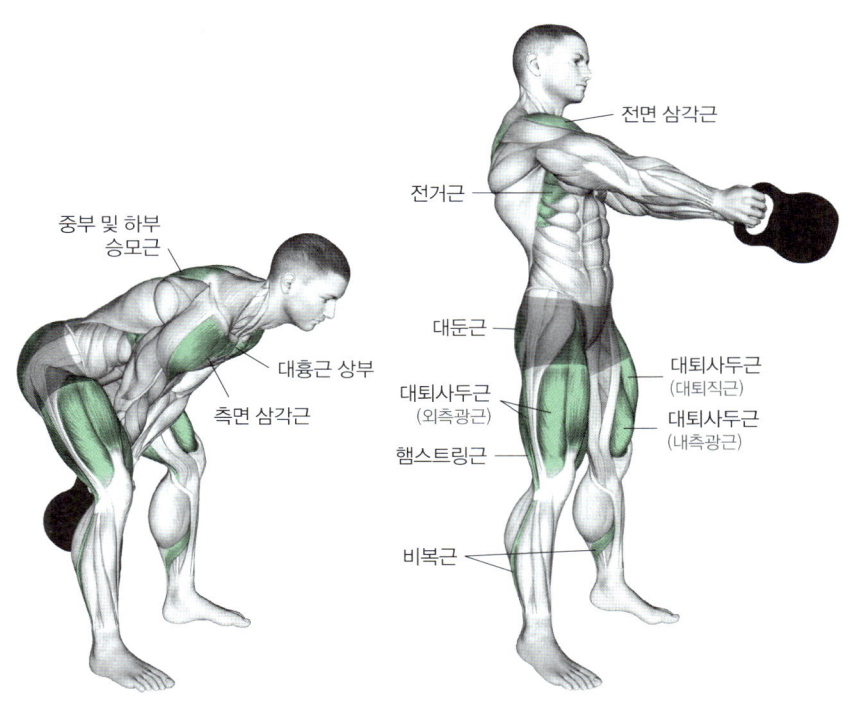

[케틀벨 스윙으로 단련되는 근육]

케틀벨 스윙의 올바른 운동법

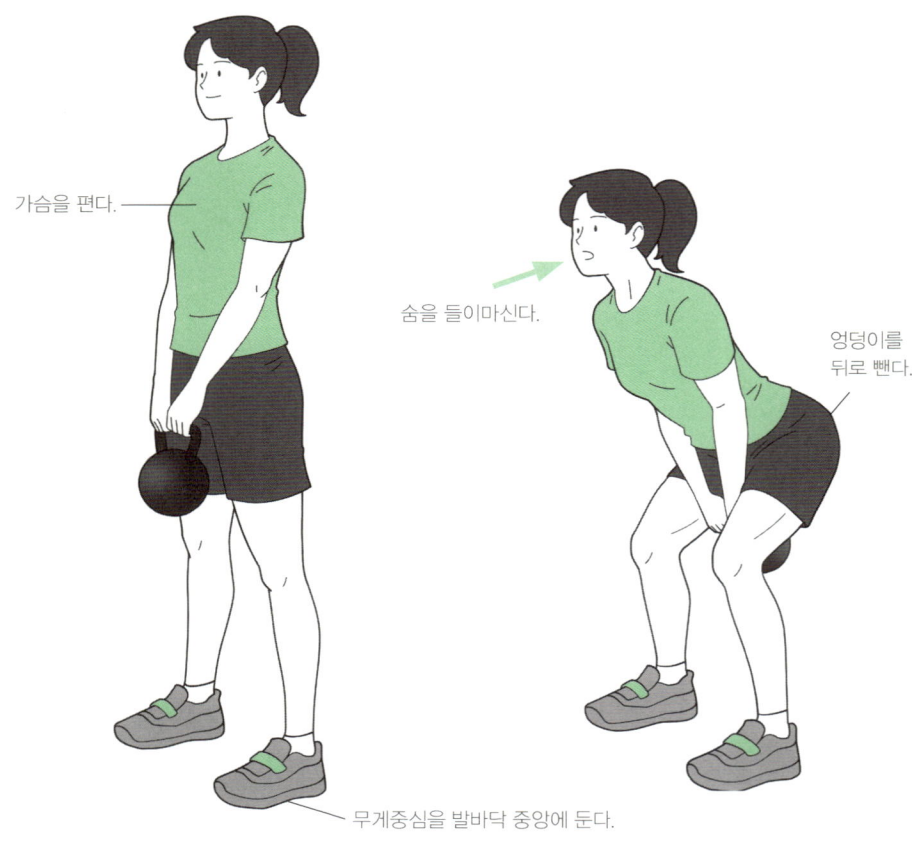

01 케틀벨을 양손으로 잡고 가슴을 펴면서 양발을 어깨너비보다 약간 넓게 벌리고 선다. 양 발바닥을 고정하면서 코어(하복부)에 힘을 준다.

02 엉덩이를 뒤로 빼면서 케틀벨을 양다리 안쪽으로 내린다. 무게중심을 발바닥 가운데에 두어야 엉덩이와 다리에 힘이 실린다.

●운동 강도와 횟수는 연령별 체력 운동 프로그램 142~148쪽 참조

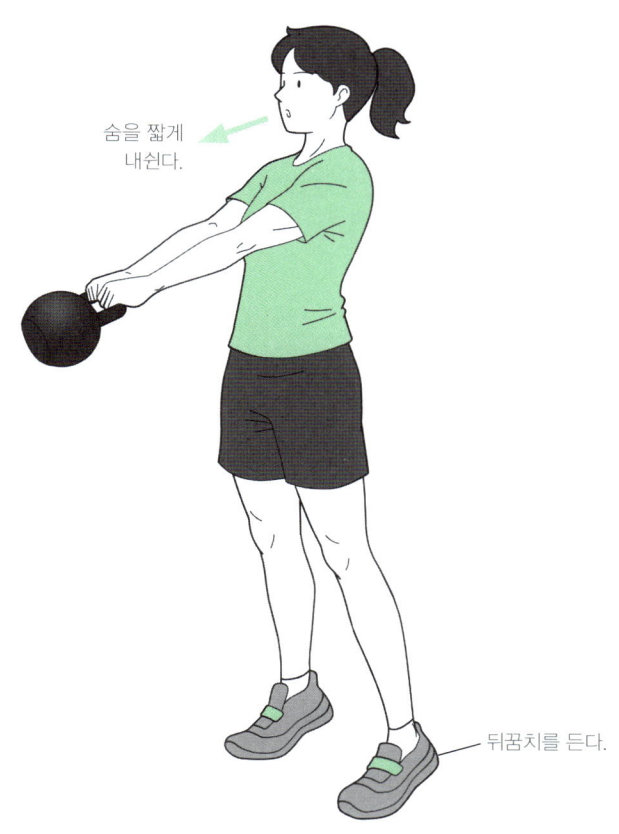

숨을 짧게 내쉰다.

뒤꿈치를 든다.

03 엉덩이와 코어(하복부) 힘으로 케틀벨을 앞으로 밀어내면서 일어선다. 이때 양손이 어깨보다 위로 올라가지 않도록 하고, 허리도 앞으로 나가지(전골) 않도록 한다. 뒤꿈치를 들면서 일어서면 비복근도 자극되어 완벽한 하체운동이 된다.

04 다시 **2**번 자세로 돌아온다.

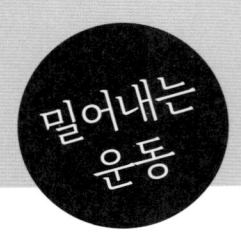

케틀벨 푸시

생존근육을 단련하는 두 번째 운동

케틀벨 푸시는 어깨의 삼각근과 회전근개 강화 운동으로, 팔의 앞뒤 좌우 움직임을 강화하는 효과가 있다. 삼각근은 주로 어깨를 움직일 때 힘을 쓰는 근육이다.

전면 삼각근은 앞으로 올리는 동작과 미는 동작에 관여하고, 측면 삼각근은 옆으로 들어올리는 동작에, 후면 삼각근은 팔을 뒤로 벌릴 때와 당기는 동작에 관여한다.

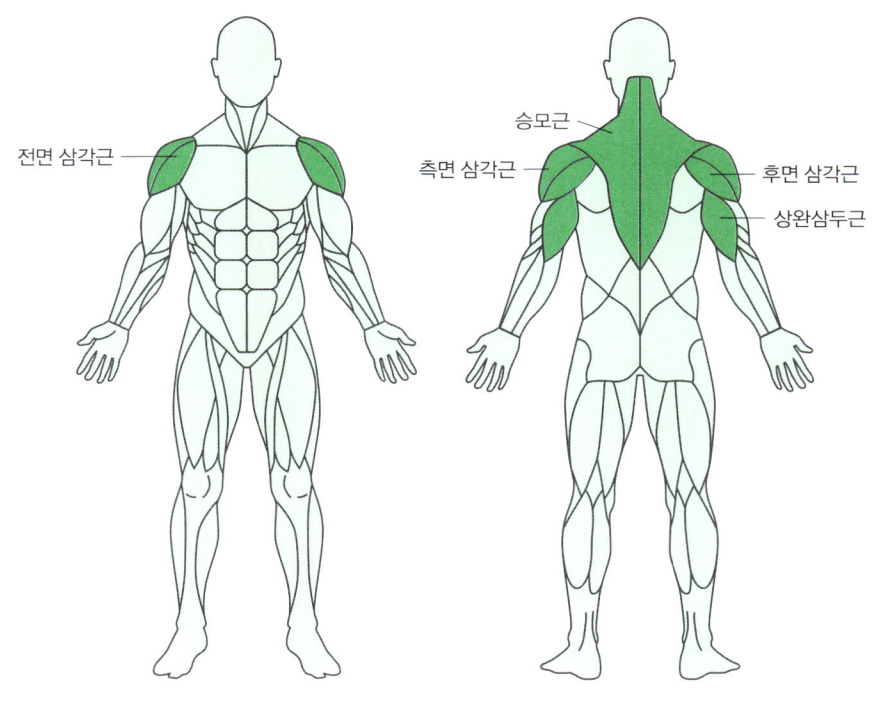

[케틀벨 푸시로 단련되는 근육]

케틀벨 푸시의 올바른 운동법

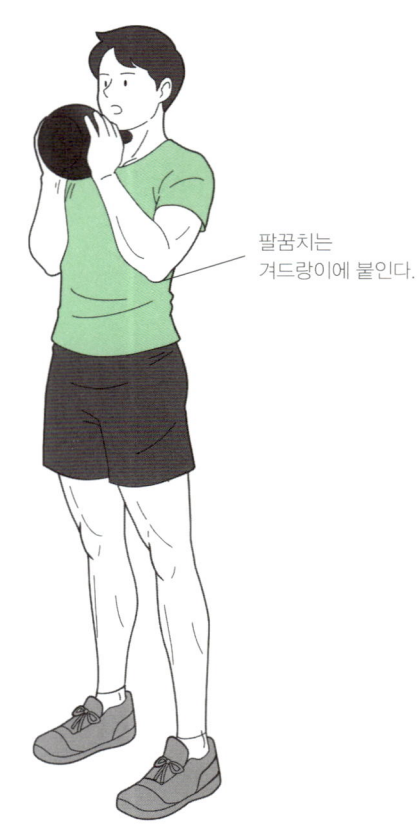

팔꿈치는
겨드랑이에 붙인다.

01 양손으로 케틀벨을 잡고 팔꿈치는 겨드랑이에 붙인다. 양발은 어깨너비로 벌려 서고 양 발바닥을 고정하면서 코어(하복부)에 힘을 준다.

●운동 강도와 횟수는 연령별 체력 운동 프로그램 142~148쪽 참조

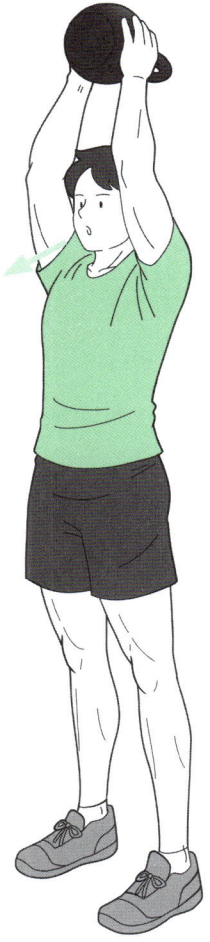

케틀벨을 위로 올릴 때는
숨을 내쉬고,
내릴 때는 숨을 들이마신다.

02 양손을 위로 밀어 올릴 때는 어깨와 귀를 통과하는 방향으로 밀고, 다시 내릴 때는 천천히 내려 **1**번 자세를 취한다.

케틀벨 로우

당기는 운동

생존근육을 단련하는 세 번째 운동

케틀벨 로우는 등의 광배근 강화 운동으로, 광배근은 신체의 후면 근육 중 가장 큰 근육이다. 광배근 외에 보조 근육인 후면 삼각근, 상완이두근, 승모근, 척추기립근도 단련된다. 이런 근육이 튼튼해야 자세가 꼿꼿하게 서고 관절에 부담이 분산되어 허리디스크, 고관절, 무릎 관절 통증을 예방할 수 있다. 자세를 꼿꼿하게 해주는 등 근육을 강화하는 것이야말로 중요 관절을 평생 건강하게 지키는 비결이다.

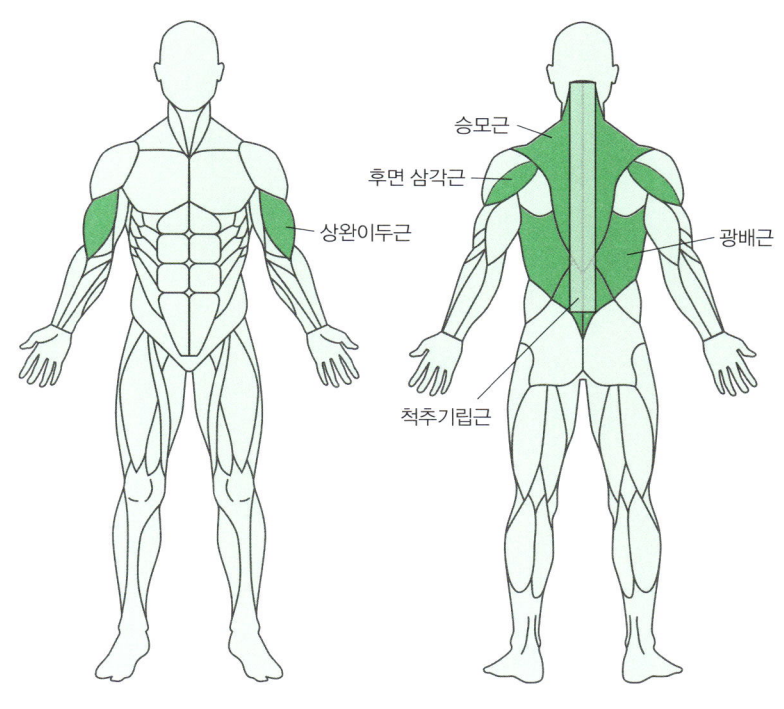

[케틀벨 로우로 단련되는 근육]

케틀벨 로우의 올바른 운동법

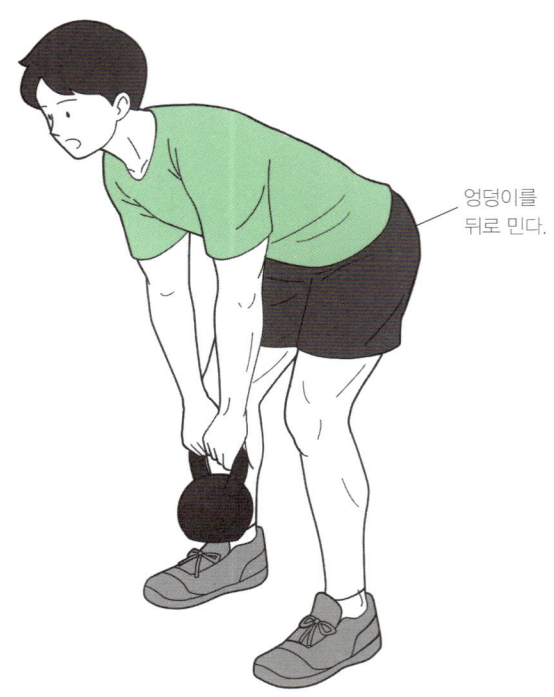

엉덩이를
뒤로 민다.

01 양손으로 케틀벨을 잡고 엉덩이를 뒤로 밀면서 허리와 무릎을 약간 구부린다. 양발은 어깨너비로 벌려 서고 양 발바닥을 고정하면서 코어(하복부)에 힘을 준다.

● 운동 강도와 횟수는 연령별 체력 운동 프로그램 142~148쪽 참조

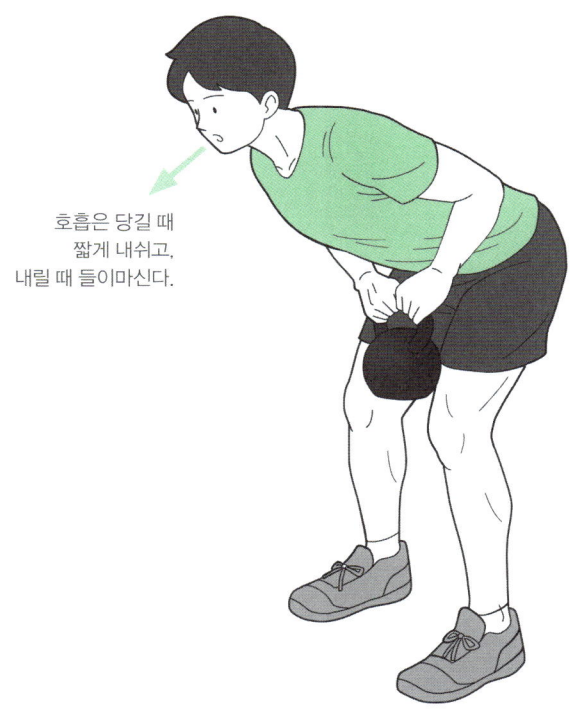

호흡은 당길 때
짧게 내쉬고,
내릴 때 들이마신다.

02 케틀벨을 잡은 양손을 등 근육의 힘으로 당겨 배꼽에 닿도록 한다.

03 반동 없이 **1**번 자세로 천천히 팔을 내린다.

생존력을 높이는
연령별 체력 운동 프로그램

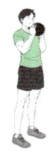

　체력이 곧 생존력이다. 체력은 일상을 건강하고 활기차게 살아갈 수 있는 신체활동 능력으로, 체력이 강하면 행동체력과 방위체력의 예비력이 높아져서 피로를 느끼지 않으며 질병과 스트레스 대응력이 한 차원 더 높아진다. 그러면 생존력이 그만큼 강해지고, 100세에도 왕성한 신체활동으로 무병장수를 누릴 가능성이 커진다.

　케틀벨 운동은 생존력을 높이는 근력운동이자 심폐 기능을 향상시키는 유산소운동이다. 연령에 맞는 케틀벨 운동 프로그램으로 활기차고 건강한 무병장수의 삶을 만들어보자.

30~40대를 위한 체력 운동 프로그램

운동	요일	운동 내용		
근력 운동	월, 수, 금	케틀벨 스윙	● 중량 : 남자 12~24kg 　　　 여자 6~14kg ● 반복 횟수 : 20~30회 ● 세트 수 : 3~10세트	2~3주마다 강도를 늘려서 6~12개월 후에는 최대 강도까지 증가시킨다.
	화, 목	케틀벨 푸시	● 중량 : 남자 12~20kg 　　　 여자 6~10kg ● 반복 횟수 : 15~20회 ● 세트 수 : 3~7세트	
		케틀벨 로우	● 중량 : 남자 12~24kg 　　　 여자 6~12kg ● 반복 횟수 : 15~20회 ● 세트 수 : 3~7세트	
유산소 운동	월, 수, 금	빠른 걷기 or 조깅 or 인터벌 달리기	● 빠른 걷기 : 30~90분 ● 조깅 : 30~60분 ● 인터벌 달리기 : 　20~40분(183~184쪽)	빠른 걷기를 2~3개월간 한 후 조깅 또는 인터벌 달리기로 옮겨간다. 단, 부정맥 증상이 있으면 빠른 걷기만 하는 것이 안전하다.
	토, 일	휴식		

※ 공통 사항 : 매 운동 시 1~2세트는 워밍업 세트로, 가볍게 한다.
　　　　　 (워밍업 세트는 본 운동 세트에서 제외한다. 워밍업 세트에 대해서는
　　　　　 195~196쪽을 참고하자.)

30~40대를 위한 체력 운동 프로그램

30~40대는 체력 향상에서 가장 중요한 시기이다. 이때 쌓은 체력은 평생 무병장수로 살아갈 기초를 만드는 것이나 다름없다. 143쪽의 운동 프로그램을 6개월 이상 실천하면 매일 업무에 시달리더라도 피로가 쌓이지 않는 강한 체력을 갖게 된다. 그뿐만 아니라 각종 질병에 강한 몸, 쉬지 않고 단번에 지리산을 종주할 수 있는 슈퍼 체력, 스포츠 활동 시 부상 위험을 예방할 수 있는 몸으로 변할 수 있다.

50대를 위한 체력 운동 프로그램

50대는 성장기에서 20년 이상 지난 시기로, 생활습관성 질환(만성질환)이 나타나는 시기이기도 하다. 이때는 운동의 형태나 잘못된 식습관을 바꾸고, 건강체력의 예비력을 높여야 한다.

건강체력은 근력, 근지구력, 심폐지구력, 유연성, 신체조성 등을 포함한다. 건강체력이 향상되면 심혈관계 질환, 고혈압, 당뇨병과 같은 생활습관성 질환의 발병 위험성이 줄어들고 유전적 요인이 있어도 발병 시기를 늦출 수 있다. 60대가 되면 노화로 인해 각종 질병이 나타나 장애가 생기기 쉬운데, 40~50대에 운동을 꾸준히 해서 건강체력이 향상되고 생활습관이 바르게 잡힌 사람은 60대가

50대를 위한 체력 운동 프로그램

운동	요일	운동 내용		
근력 운동	월, 수, 금	케틀벨 스윙	● 중량 : 남자 10~24kg 여자 6~12kg ● 반복 횟수 : 15~30회 ● 세트 수 : 3~10세트	2~3주마다 강도를 늘려서 6~12개월 후에는 최대 강도까지 증가시킨다.
	화, 목	케틀벨 푸시	● 중량 : 남자 10~16kg 여자 6~10kg ● 반복 횟수 : 15~20회 ● 세트 수 : 3~7세트	
		케틀벨 로우	● 중량 : 남자 10~20kg 여자 6~12kg ● 반복 횟수 : 15~20회 ● 세트 수 : 3~7세트	
유산소 운동	월, 수, 금	빠른 걷기 or 조깅 or 인터벌 달리기	● 빠른 걷기 : 30~90분 ● 조깅 : 20~40분 ● 인터벌 달리기 : 20~40분(183~184쪽)	빠른 걷기를 2~3개월간 한 후 조깅 또는 인터벌 달리기로 옮겨간다. 단, 부정맥 증상이 있으면 빠른 걷기만 하는 것이 안전하다.
	토, 일	휴식		

※ 공통 사항 : 매 운동 시 1~2세트는 워밍업 세트로, 가볍게 한다.
 (워밍업 세트는 본 운동 세트에서 제외한다. 워밍업 세트에 대해서는 195~196쪽을 참고하자.)

되어서도 나이보다 10년 이상 젊어 보이고 아픈 데 없이 살아갈 수 있다.

50대는 건강관리를 할 수 있는 마지막 시기이니 건강체력 향상에 집중하자. 일에 파묻혀 부와 명예를 얻더라도 건강을 잃으면 모두 잃게 된다. 운동할 시간을 따로 낼 수 없다면 사무실에서 짬짬이 케틀벨 운동을 하자. 퇴직 후의 평생 건강을 위해!

60대 이후를 위한 체력 운동 프로그램

60대 이후는 근육이 곧 생존력이다. 근육이 충분해야 에너지를 얻을 수 있고, 왕성한 신체활동으로 삶이 좀 더 풍성해지기 때문이다. 또한 각종 바이러스나 세균 감염, 악성질환 등 만병을 이기는 면역 기능이 강해진다. 이처럼 60대부터는 근육을 지키는 것이 무엇보다 중요하다.

근육은 성장기가 멈추는 30대부터는 매년 약 1%씩 줄어들고, 60대 이후로 더 빠르게 줄어들어 80세가 되면 20대에 비해 50%까지 줄어든다. 그러나 근력운동을 꾸준히 하면 60대 이후에도 신체활동에 필요한 근육량을 유지할 수 있다.

매일 운동하는 것이 중요하다. 60대부터 근력운동은 상체와 하체를 나눠서 매일 해야 한다. 짧은 기간이라도 중단하면 바로 근육이 줄어들어 근력운동 효과가 반감되니 세끼 식사를 챙기듯 매일

60대 이후를 위한 체력 운동 프로그램

운동	요일	운동 내용		
근력 운동	월, 수, 금	케틀벨 스윙	● 중량 : 남자 6~16kg 여자 4~10kg ● 반복 횟수 : 15~30회 ● 세트 수 : 3~7세트	2~3주마다 강도를 늘려서 6~12개월 후에는 최대 강도까지 증가시킨다.
	화, 목	케틀벨 푸시	● 중량 : 남자 6~12kg 여자 4~8kg ● 반복 횟수 : 10~15회 ● 세트 수 : 3~5세트	
		케틀벨 로우	● 중량 : 남자 10~16kg 여자 6~10kg ● 반복 횟수 : 10~15회 ● 세트 수 : 3~5세트	
유산소 운동	월, 수, 금	빠른 걷기 or 조깅 or 인터벌 달리기	● 빠른 걷기 : 30~90분 ● 조깅 : 20~40분 ● 인터벌 달리기 : 10~20분(183~184쪽)	빠른 걷기를 2~3개월간 한 후 조깅 또는 인터벌 달리기로 옮겨간다. 단, 부정맥 증상이 있으면 빠른 걷기만 하는 것이 안전하다.
	토, 일	휴식		

※ 공통 사항 : 매 운동 시 1~2세트는 워밍업 세트로, 가볍게 한다.
(워밍업 세트는 본 운동 세트에서 제외한다. 워밍업 세트에 대해서는 195~196쪽을 참고하자.)

해야 한다.

  또한 60대 이후에는 단백질 흡수량이 떨어지니 1일 단백질 섭취량을 늘려 체중 1kg당 1.5g, 즉 체중이 70kg이라면 매일 105g의 단백질을 섭취해야 근육 증가에 좋다. 참고로 단백질은 식물성과 동물성 단백질 등 종류가 다양하다. 자신의 건강 상태와 선호도에 따라 선택하면 된다.

  60대 이후에도 근력만 있으면 왕성한 청춘의 삶을 살아갈 수 있다. 걷고 뛰면서 노후를 보내고 싶다면 케틀벨 운동에 매일 30분만 투자하라! 인생의 노른자라고 하는 60~70대가 더 연장될 수 있다.

제4장

걷고 달리면 뇌가 행복해진다

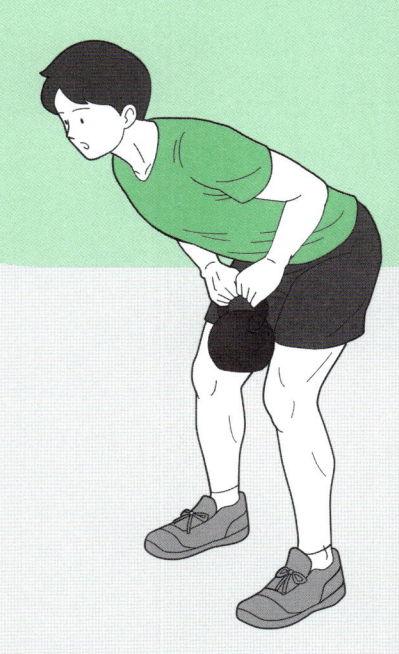

인생의 고비,
나는 운동으로 극복했다

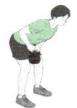

우리는 살면서 인생의 우여곡절을 한 번씩은 경험한다. 그럴 때 슬기롭게 잘 극복하는 사람이 있는가 하면, 위기를 극복하지 못하고 평생 마음에 아픔과 분노를 지니고 살아가는 사람도 있다. 나 역시 우여곡절을 겪었지만 그 위기를 극복하지 못하고 결국 공황장애로 입원 치료를 받았다.

나의 우여곡절은 2009년 10월, 동료 교수들과 함께한 저녁 회식자리에서 시작되었다. 만취 상태에서 지휘부의 잘못된 행태에 대해 비판을 토해냈는데 그 일로 징계를 받아 교수직을 잃고 서울 외곽의 한직으로 좌천된 것이다. 조직사회에서 지휘부를 비판해 징계를 받으면 회복이 거의 불가능하다는 사실을 알고 있었기 때문에, 하루아침에 끝이 보이지 않는 깊은 낭떠러지로 떨어진 느낌이었다. 분노와 울분으로 정신을 차릴 수 없었다. 그동안 쌓아온 개인적인 명예가 모두 날아간 것 같고 앞으로 잘 살아갈 자신도 없어졌다. 극심한 우울감에 휩싸여 인생을 포기할까 하는 나쁜 생각도 여러 번 했다.

우울증, 불안증, 공황장애까지

처음 경험한 큰 충격으로 상실감에서 좀처럼 빠져나오지 못하다가 변호사를 찾아갔다. 상담 결과 110% 부당한 처벌이라며 행정소송을 적극 권유했지만 포기했다. 국가에 대한 충성심과 소속감이 발목을 잡기도 했지만 무엇보다 체력과 건강 교육 담당 교수로서 책임감이 컸기 때문이다. 언젠가는 복권될 것이라는 희망으로 고통을 감내하기로 마음먹고 그동안 부진했던 전공 연구를 통해 평정심을 찾으려 노력했다. 그러나 평정심은 잠시였고, 다시 분노와 억울함으로 밤을 지새우는 일이 반복되었다.

그렇게 5년 넘도록 미래에 대한 불안과 억울함에서 나온 분노는 내면에서 사라지지 않았다. 그나마 운동에 관한 전공 도서 350권을 읽으면서 약간의 위로를 받았다. 운동 관련 독서량이 많아질수록 퇴직 후 건강과 운동에 대한 강연 활동을 할 수 있겠구나 하는 자신감과 희망이 생기고 욕구도 충족되는 것 같았다.

그러나 그것만으로는 우울감과 불안을 이겨내기는 모자랐던 것 같다. 하루에도 수없이 감정이 오르락내리락하면서 가슴이 답답하고 심장박동이 빨라지는 일이 잦았다. 사람들과 만나는 횟수도 점차 줄어들고, 친구는 물론 동료, 형제들과의 만남도 꺼려졌다. 외톨이가 되어가는 느낌이었다. 아침 근력운동을 할 때만 기분이 잠시 상쾌할 뿐 대부분의 시간은 무기력하게 보냈다.

그즈음 미국으로 가족여행을 다녀오는데 비행기 안에서 이상한 증상이 나타났다. 심장박동이 급격히 빨라지고 호흡이 가빠지면서 식은땀이 흘렀다. 화장실로 가서 20~30분 정도 안정을 취한 후에야 간신히 진정할 수 있었다. 굉장히 당황했고, 이런 증상이 자주 발생하면 정상적인 삶이 불가능할 것 같다는 생각에 불안과 공포감이 밀려왔다.

그렇게 시련의 5년을 보내던 어느 날 정권 교체와 함께 지휘부가 교체되면서 희망의 소식이 들려왔다. 지휘부에서 잘못된 처벌을 내렸다면서 직급과 직책 모두 원상복구를 시켜준다는 것이었다. 다시 체력 담당 교수로 돌아온 나는 일에 몰두했고, 그동안 연구해왔던 특수 체력 훈련은 물론 훈련 내용과 성과 측정도 모두 실전에서 활용할 수 있는 시스템으로 새로 바꿨다.

차츰 안정을 찾아갈 즈음, 장기간 나를 짓눌렀던 스트레스의 상흔이 되살아났다. 불안이나 우울감에 대한 공포는 없어졌다고 생각했는데 계속해서 가슴이 답답하고 심장이 빠르게 뛰어 심장에 이상이 있을 것으로 생각하고 병원을 찾았다. 다양한 검사를 받은 결과 장기간 스트레스에 의한 초기 공황장애로 판명되어 바로 입원했다.

입원 후 주사와 약 복용으로 오랜만에 편안히 잠을 잤다. 몇 년 만에 아무 생각 없이 푹 잔 것 같았다. 그러나 며칠 뒤 거울에 비친 '힘 빠지고 눈동자가 풀린' 내 모습을 보고 다시 깊은 우울감에 빠졌다. 병문안을 온 동료들이나 친구들, 가족들도 내 모습을 보고는 내심 놀라는 표정이었다. 기운을 차리기 위해 병원 복도를 하염없이 걸어도 보았지만 소용이 없었다. 계속되는 투약으로 힘이 더 빠지고 눈동자도 더 풀리면서 아무 의욕도 생기지 않았다. 결국 입원 5일째 되는 날 의사와 상담을 하면서 "도저히 이대로 견딜 수 없다. 나는 운동 전문가이니 운동으로 극복하겠다"고 전한 후 3개월간 약을 복용하겠다는 확약을 하고 퇴원했다.

퇴원 다음 날 '운동과 뇌'에 관한 자료와 책 27권을 새로 구입하고 바로 궁금증을 채워나갔다. 또한 "체육교수가 무슨 공황장애?"라고 수군거리는 교육생들과 직원들에게 "나는 공황장애가 있었다"고 공개했으며, 공황장애가 일어났던 과정을 사내 게시판에 게재하고 "반드시 운동으로 극복하겠다"고 다짐했다.

밖으로 나가 걷고 달리면 무슨 일이든 극복할 수 있다

담당 의사와 꼭 약을 먹겠다고 약속했지만, 퇴원하자마자 나는 약을 쓰레기통에 버렸다. 계속 약을 복용하면서 살아갈 수는 없다고 생각했다. 약물치료를 하면 힘이 빠지고 무기력해져 아무 일도 할 수 없을 것 같아 두렵기도 했다. 퇴원 다음 날엔 동료들과 선약한 골프를 했다. 골프채를 휘두를 힘과 감각이 없어 자신하지 못했지만, 산책한다는 기분으로 참여했다.

1번 홀 첫 티샷은 20m 앞 해저드에 빠졌다. 소문난 최고 장타자로 핸디가 2인 골퍼라고 자부하고 있었는데 엉망이 되었다. 힘은 물론 감각도 없는 상태로 계속하다 보니 전반 라운딩을 어떻게 했는지 모를 지경이었지만 조금씩 감각이 살아나는 것이 느껴졌다. 그리고 후반 1번 티샷부터 달라지기 시작했다. 핸디가 보기 수준인 동료가 내기를 걸어와 승부욕도 깨어났다. 힘은 조금 달렸지만 근신경과 집중력이 자극되면서 샷 감각이 되살아났다. 그렇게 후반 라운딩을 이븐파로 끝내고 나니 자신감이 생기기 시작했다.

한편으로는 공황장애, 우울증, 불안증, 스트레스 등 정신 건강에 관한 지식이 더할수록 자신감도 커져갔다. 나는 운동을 더 늘렸고, 그동안 근력운동 위주로 운동해온 습관에 유산소운동을 추가했다. 뇌 건강에는 유산소운동이 더 좋기 때문이다. 새벽에는 근력운동 1시간, 저녁에는 유산소운동으로 걷기나 달리기 1시간을 했고, 나중에는 걷기를 인터벌 운동(182~184쪽 참고)으로 바꿔 강도를 높였다. 걷기 운동을 할 때는 복식호흡도 병행해 자율신경에 도움이 되도록 했다.

운동한 지 1개월이 지나니 가슴이 답답하고 심장이 이상하게 빨리 뛰거나 호흡이 가빠지는 증상이 거의 나타나지 않았다. 자신감이 계속 높아져 운동 강도를 높여갔고, 운동 강도가 높아질수록 넓은 바다를 보는 듯 시원한 기분이 들면서 상쾌해졌다. 심리적 안정감을 위해 매일 긍정의 메시지를 외치며 과거의 시련을 기억에서 지워나가는 노력도 함께 했다. 공황장애는 감기와 같아 언제든 재발할 수 있는데 운동을 시작한 후로는 10년이 지난 지금까지 단 한 번도 증상이 나타나지 않았다.

공황장애를 운동으로 극복하고 1년이 지난 이후부터 나의 경험담을 토대로 '운동이 뇌 기능에 미치는 영향'에 대해 강의도 하고 있다. '근력운동의 중요성'을 주제로 강의를 해왔는데, 여기에 뇌 건강의 중요성을 추가한 것이다. 그런데 강연을 하다 보니 '우울증과 공황장애를 운동으로 극복했다'는 내용에 대해 사람들의 관심이 크다는 게 느껴졌다. 그만큼 현대인들의 정신 건강에 적신호가 켜졌다는 증거일 것이다.

완전한 건강은 신체 건강과 정신 건강이 모두 좋은 상태를 의미한다. 신체 건강은 근력운동으로 좋게 할 수 있고, 정신 건강의 핵심인 뇌 건강은 유산소운동으로 좋게 할 수 있다. 신체가 허약하다면 우선 근력운동을 하고, 스트레스가 많아 뇌가 불편하다고 생각되면 일단 밖으로 나가 신선한 공기를 마시며 걷거나 달리면 스트레스가 해소되면서 뇌가 행복해질 것이다.

스트레스는
제거할 수 없다?

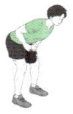

아침에 눈을 뜨면서 시작되는 것 중 하나가 스트레스다. 현대인에게 스트레스는 남녀노소를 불문하고 가장 자주 접하는 단어일 것이다. 사회구조가 다양하고 복잡해지면서 어려움을 겪게 되는 일이 많아졌고 그 영향으로 스트레스는 우리 일상의 모든 영역에 존재하게 되었다.

한편으로, 스트레스는 모든 생명체가 생명을 보존하기 위한 안전장치라고 할 수 있다. 동물이든 식물이든 외적 환경이나 내적 생태의 변화에 빠르게 반응하고 생명을 지키는 생체 시스템이 작동하면서 스트레스를 받는 것이다. 따라서 스트레스는 살아 숨 쉬는 동안 가까이할 수밖에 없다. 다만 스트레스가 신체적·정신적 질환으로 연결되지 않도록 관리하는 방법을 강구하는 것이 중요하다.

스트레스는 이렇게 생긴다

스트레스(stress)는 '팽팽히 조인다'는 뜻의 라틴어 stringer에서 기원되었다. 생명체가 내적 혹은 외적 자극을 받으면 어떤 변화가 발생하는데 이를 자극에 대한 반응이라고 하며, 이러한 변화를 조여서 생존과 안녕을 유지하는 것을 스트레스라고 한다. 미국의 생리학자 월터 브래드퍼드 캐넌은 "인간은 스트레스를 받으면 생존을 위한 투쟁-도피 반응(fight-flight response)과 항상성(homeostasis)이라는 생리적 균형을 취한다"고 밝혔다. 한스 휴고 브루노 셀리에 박사는 스트레스를 '정신적·육체적 균형과 안정을 깨뜨리려는 자극에 대한 신체적 반응'으로 정의하고 이를 3단계로 구분했다. 1단계는 '위험에 대한 자극'으로서 경보이고, 2단계는 '위험에 대한 신체적·생리적 대응'인 저항이며, 3단계는 균형과 안정이 깨져 신체적·정신적 질병으로 발전할 수 있는 상태인 탈진이다.

여기서 스트레스를 일으키는 외적 자극을 스트레스 인자라 하고, 스트레스 인자에 대한 인체의 대응을 '스트레스 반응'이라고 한다. 스트레스 반응은 심리적 반응과 생리적 반응으로 구분된다. 스트레스가 오랜 기간 계속되어 스트레스 반응이 한계점에 다다르면 탈진 단계가 되어 신체적으로는 불면증, 근육 경련, 긴장성 두통,

식욕부진, 빠른 심장박동과 가쁜 호흡에 의한 가슴 답답함, 극도의 피로감, 위장장애, 성기능장애, 심장질환, 고혈압, 만성염증에 의한 면역력 저하 등 다양하고 광범위한 증상이 나타난다. 또한 정신적으로는 분노, 우울감, 불안(초조, 근심, 걱정 등)과 무기력감, 집중력 상실, 죽음에 대한 공포 등 심리적 반응이 나타난다.

이런 증상들은 초기에는 대부분 일시적으로 나타났다가 쉽게 사라지지만, 오랜 기간 지속되면 질환으로 발전할 수 있다.

사람들은 스트레스가 몸과 마음의 병을 일으키는 독버섯이라고 생각하여 무조건 피하려고 한다. 그러나 스트레스는 피한다고 피해지는 것이 아니기에 적극적인 대처가 필요하다. 스트레스가 일어나는 인자를 찾아 자극에 대한 반응이 탈진 단계까지 진행되지 않도록 관리하는 것이 스트레스에 적극적으로 대처하는 방법이다.

스트레스를 없앨 수 없다면 관리를 하자

스트레스는 제거할 수 없기 때문에 관리하는 것이 무엇보다 중요하다. 스트레스는 긍정적 스트레스와 부정적 스트레스로 구분할 수 있다. 긍정적 스트레스는 심리적·생리적으로 충분히 대처할 수 있을 정도의 적당한 스트레스이다. 적당한 스트레스는 일상생활의 긴장감을 유지해 신체 활력, 성취욕, 동기 부여를 유발하며 생산성, 창의력, 집중력과 면역력을 높여 인간 본연의 적응력을 향상시킬 수 있다.

그러나 장기간 계속되는 스트레스는 상황이 다르다. 가벼운 스트레스라도 장기간 지속적으로 반복되면 몸과 마음에 병을 일으키는 등 해로운 결과를 가져온다고 해서 부정적 스트레스라 한다.

동일한 스트레스라 할지라도 사람에 따라 다르게 나타나기도 한다. 예를 들어 직장에서 상사가 업무에 대해 결과를 평가하고 지적할 때마다 부정적으로 받아들이면 스트레스 인자가 매번 스트레스를 일으킬 테지만, 상사의 지적에 대해 "더 분발하라"는 충고라고 긍정적으로 생각하면 스트레스가 2단계로 발전하지 않고 그 즉시 사라질 것이다. 일상에서 일어나는 일들도 마찬가지다. 매사를 긍정적으로 보는 사람이 있는가 하면 부정적으로 보는 사람이 있다. 매사 부정적으로 생각하면 스트레스는 2단계로 쉽게 발전할 수 있지만, 긍정적으로 생각하면 스트레스를 발전시키는 인자를 차단하는 효과가 있다. 그러므로 일상에서 가벼운 스트레스가 지속되거나 반복되는 것을 차단하려면 긍정적 사고를 견지하는 것이 효과적이다.

강한 스트레스는 운동으로 관리할 수 있다

그러나 강한 스트레스에 대처하는 것은 차원이 다르다. 강한 스트레스는 긍정적 사고로 관리하는 것보다 운동을 통해 관리하는 방법이 더 효과적일 수 있다.

우리의 뇌는 내적, 외적으로 강한 스트레스가 발생했을 때 '매우 위협적인 상황'으로 인식하여 코티솔과 같은 호르몬을 분비해 대응할 힘을 만든다. 이 단계에서 소화불량, 심박수 증가, 근육 긴장 등 갑작스러운 신체 변화를 경험할 수 있는데 이런 상황이 반복되어 대처 범위를 넘어서면 코티솔 호르몬이 과잉 분비되어 정서적으로 분노, 짜증, 불안, 우울, 강박, 예민, 적대감, 자존감 저하 등 부정적인 변화가 일어나고, 신체적으로는 두통, 불면, 위산 과다 분비, 복통, 집중력 저하, 피로가 나타날 수 있다. 이런 부정적 스트레스가 충분히 해소되지 않고 반복되면 만성피로, 심근경색, 뇌졸중, 궤양, 우울증, 정신질환 등을 유발될 수 있다. 이것이 스트레스를 만병의 원인이라고 부르는 이유다.

삶의 모든 영역에 스트레스가 존재하니 스트레스를 완전히 제거하는 건 불가능하다. 결국 적극적으로 대처하여 내성을 키우는 것이 중요한데, 가장 효과적인 방법이 운동이다.

뇌와 신체는 일상적인 스트레스는 통제하거나 적응하면서 대처하도록 되어 있는데, 운동이 스트레스 인자와 반응에 대한 균형을 잡아주어 스트레스에 저항하는 능력을 키워준다는 사실이 연구를 통해 밝혀졌다. 장기간 운동을 하면 근육세포가 증가하듯 뇌에서도 신경세포가 증가하고 신경전달물질이 분비되어 우울감, 불안감은 낮아지고 매사 긍정적이고 적극적으로 대처할 수 있게 된다. 또한 체력이 향상되어 자신감과 일에 대한 의욕, 희망 등 활력이 생긴다.

뇌와 신체를 튼튼하게 만들어가는 것이 스트레스에 대처하고 차단하는 가장 좋은 방법이다. 미국 하버드대 의대 교수인 존 레이티 박사는 "스트레스를 많이 받을수록 신체 운동을 더 많이 해야 한다"고 주장한다. 스트레스 단계가 더 올라가지 않도록 브레이크 역할을 하는 기관이 뇌의 해마와 전두엽인데, 운동을 하면 해마와 전두엽의 부피가 증가하고 더 튼튼하게 변화되기 때문이다. 즉 운동으로 강해진 해마와 전두엽은 스트레스를 차단하는 기능까지 강해져 스트레스 반응이 2단계, 3단계까지 나아가지 않게 한다.

스트레스를 없앨 수는 없어도 제어할 수는 있어야 한다. 가벼운 스트레스는 삶의 의욕과 업무 생산성을 향상시키는 등 긍정적 촉매 역할을 하지만, 만성의 강한 스트레스는 몸과 마음을 병들게 하니 반드시 제어하는 노력이 필요하다. 스트레스라고 판단되면 밖으로 나가서 걷거나 달리는 습관을 들이자. 그런 습관이 스트레스를 제어하는 브레이크를 강화하는 효과적인 방법이다.

스트레스 증폭기
HPA축을 관리하자

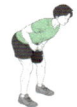

사람들은 마음이 불편하거나 불쾌한 상태를 뭉뚱그려서 '스트레스'라고 부른다. 전문가들도 스트레스를 느끼는 상황과 그에 대한 심리적인 반응을 특별히 구별하지 않는 경우가 종종 있다. 스트레스는 가볍고 경미한 긴장 수준에서 극심한 불안과 공포로 휩싸이는 느낌까지 다양한 감정 상태를 포괄하기 때문이다.

이렇게 애매한 스트레스 개념을 뇌는 생물학적인 정의로 명쾌히 기억한다. 즉 세포를 활동하게 하는 것은 무엇이든 스트레스로 간주하는 식이다. 뇌세포를 활동하게 하는 신경세포인 뉴런이 신호를 전달하려면 에너지가 필요하고, 에너지를 만드는 과정은 세포를 지치고 피로하게 만들기 때문에 스트레스로 받아들이는 것이다. 걷기, 달리기와 같은 비교적 단순한 운동은 물론 축구, 골프, 테니스, 배드민턴, 복싱, 격투기와 같이 변화가 다양한 운동, 여러 근육을 움직이는 일, 새로운 언어를 배우는 학습 활동, 사람들과 어울려 하는 활동 등 뇌를 활동하게 하는 상황은 모두 스트레스로 본다. 그리고 스트레스를 인식하는 순간 뇌는 "생명을 보호하기 위한 대비를 하라"는 신호를 보내 신체적으로 준비를 시킨다. 생명을 지키기 위한 일종의 비상경보 시스템을 작동시키는 것이다.

HPA축의 작동 원리

뇌가 작동시킨 경보 시스템의 신호를 가장 먼저 감지하는 것은 뇌의 편도체이다. 편도체는 아몬드 크기로, 뇌의 양쪽 측면 측두엽 깊숙한 곳에 하나씩 있다.

편도체는 현재 상황의 생존 위협 정도를 파악하여 즉각적인 연쇄반응을 일으키는 HPA축의 반응을 촉발하는 엔진이다. HPA축이란 시상하부(hypothalamus gland)-뇌하수체(pituitary gland)-부신(adrenal gland)으로 이어지는 스트레스 반응 시스템으로, 스트레스에 대한 신체 반응을 조절한다.

편도체로부터 처음 신호를 감지한 시상하부는 뇌 속의 뇌하수체에 신호를 보내고 뇌하수체는 여러 호르몬을 방출해 부신에 도달하도록 한다. 호르몬을 통해 신호를 감지한 부신은 생명을 위협하는 상황에 대해 신체적으로 잘 대응하도록 스트레스 호르몬 코티솔을 온몸에 분비한다. 분비된 코티솔은 심박수와 혈압을 높임으로써 근육과 뇌에 에너지와 산소를 대량 공급해 빠른 상황 판단과 행동으로 상황에 대처하게 한다. 즉 골목길에서 불량배가 위협을 가하며 다가올 때 불량배보다 더 빨리 도망가는 것이 그 예다.

편도체에서 스트레스를 위협으로 감지하고 HPA축의 반응을 촉발해 신체적으로 준비시키는 시간은 불과 1초도 안 걸리는데, 그것은 수백만 년의 진화 기간 내내 보존된 강력한 생물학적 메커니즘 덕분이다.

그러나 단발성 스트레스 상황을 넘어 스트레스에 대한 HPA축이 자주 활성화되면 스트레스가 증폭되고 그에 따라 코티솔 호르몬의 분비가 계속 높은 상태로 유지되어, 한스 휴고 브루노 셀리에 박사가 주장한 '자극에 대한 신체적 반응의 3단계'인 탈진 상태에 이른다. 그 결과 신체적·생리적으로 균형과 안정이 깨져 질병으로 발전할 수 있다. 신체적으로는 고혈압, 심장질환, 암과 같은 무서운 질환이 생기고, 정신적으로는 불안, 우울증, 공황장애와 같은 정신질환으로 이어지며, 심한 경우 뇌세포도 손상된다.

이렇게 스트레스가 1단계에서 2단계, 3단계로 발전되는 것을 차단하려면 평소 긍정적으로 생각하고, 운동으로 스트레스 반응의 균형을 맞춰 내성을 키울 필요가 있다.

해마와 전두엽의 기능을 살려야 한다

인체는 수백만 년에 걸쳐 생명력을 존속하는 방향으로 진화하면서 스트레스 관리 시스템도 같은 방향으로 진화되었다. 맹수와 마주치는 상황에서도 대응 매뉴얼이 가동되어 싸우거나 피하도록 준비한다. 또한 상황이 더 크게 증폭되지 않도록 제어하고, 상황이 종료되면 바로 안정을 되찾을 수 있도록 시스템화되어 있다. 그중 대표적인 것이 스트레스를 인식하고 증폭시키는 편도체를 제어하는 해마와 전두엽이다.

해마는 학습과 기억에 관여하여 감정적인 행동을 조절하는 역할을 담당한다. 또 다른 중요한 역할이, 정서적으로 과하게 반응하지 않도록 브레이크 기능을 하는 것이다. 전두엽은 고등인지 기능이 있어 충동적인 기분이나 행동을 억누르고 분석적인 사고로 스트레스에 과도한 반응을 보이거나 비이성적으로 활동하지 않도록 막음으로써 스트레스를 억제하는 중심 역할을 한다. 즉 해마와 전두엽은 우리 몸이 공황 상태에 빠져들지 않도록 스트레스 반응을 늦춰 균형을 맞춘다. 스트레스를 증폭시키는 편도체와 스트레스를 제어하는 해마·전두엽은 서로 반대 방향으로 끌어당기는 역할을 하며 균형을 맞춘다.

편도체에 의해 위급 경보 신호를 받으면 인체를 보호하는 HPA축에 의해 코티솔 호르몬이 분비되어 신체적·생리적 준비 상태로 신속하게 전환된다. 그 영향으로 심장박동은 빨라지고 불안하고 초조해지며 극심한 공포로 이어진다. 이때 해마와 전두엽에서 흥분과 감정을 다스려 이성적이며 분석적인 사고를 하게 된다. 해마와 전두엽은 편도체와 끊임없이 균형을 이루며 스트레스 반응이 일어나지 않게 할 뿐만 아니라, 폭발적인 불안이나 극심한 공포 상황에서 공황 상태에 빠지지 않도록 억제하는 중요한 역할을 담당하는 것이다.

해마와 전두엽이 편도체와 반대 방향으로 균형을 이루는 것은 아마도 생명체를 보호하려는 안전장치일 것이다. 그러나 이런 안전장치도 잦은 스트레스로 HPA축이 발현하는 상황이 자주 일어나 코티솔 호르몬의 수치가 높아지면 편도체는 더 활성화되고 해마와 전두엽의 크기와 기능은 점점 더 축소되는 것이 문제다. 뇌의 생존을 위한 시스템 고장이라고 할 수 있다. 실제로 스트레스와 불안으로 고통받는 사람의 뇌는 평균 크기보다 약간 작아져 있다고 한다.

스트레스는 만병의 근원이다. 스트레스를 없앨 수 없다면 관리해야 한다. 무엇보다 스트레스 반응으로 분비되는 코티솔 호르몬을 낮춰 스트레스가 스트레스를 낳는 악순환의 고리를 없애는 관리가 필요하다. 코티솔 호르몬이 '죽음의 호르몬'이라고 불리는 이유는 뇌세포를 손상시켜 병들게 하기 때문이다.

그러므로 스트레스에 적극적으로 대처하려면 편도체와 해마, 전두엽의 기능을 강화하는 것이 중요하다. 브레이크 용량을 키워 스트레스에 대한 HPA축의 반응이 자주 일어나지 않게 하거나, 판단을 빠르게 해서 안정과 균형을 찾아야 한다. 브레이크 용량을 강화하기 위해서는 해마와 전두엽의 세포를 증가시키는 것이 가장 효과적이다. 해마와 전두엽의 기능이 강해질수록 제어 기능이 강해져 스트레스 반응을 제어할 수 있다.

현재까지 밝혀진 연구 결과에 의하면 해마와 전두엽의 기능을 강화하는 방법 중 가장 효과가 뛰어난 것은 운동이다. 운동의 강도가 낮은 것보다 높은 것이 더 효과가 크고 빠르다. 걷기보다는 빠른 걷기, 달리기보다는 인터벌 달리기를 하는 것이 더 효과가 크고 빠르다. 그러나 처음부터 강도가 높은 운동을 하면 지속하기 어려우니 밖으로 나가서 걷는 것부터 시작해보자.

운동이 우울증과
불안증을 이긴다

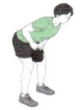

    우울증과 불안증은 인간에겐 치명적인 질환이다. 그런데 안타깝게도 우울증과 불안증이 계속 증가하고 있다. 우리나라의 국민건강보험, 건강보험심사평가원, 국민건강통계(질병관리청)에 의하면 우울증 환자는 2022년에 100만 명을 넘어섰으며, 연평균 7.4%씩 증가하여 최근 5년 사이 약 32% 증가했다고 한다. 불안증도 환자 수가 비슷할 것으로 추계하고 있다. 사회가 복잡해지고 변화가 빨라질수록 스트레스로 인한 우울증이나 불안증 등의 정신질환은 계속 증가할 것으로 보고 있다.

우울증과 불안증은 견딘다고 낫지 않는다

우울이나 불안 같은 감정을 느끼는 이유는 뇌신경세포에서 분비되는 신경전달물질 때문이다. 뇌 기능의 변화나 유전적 요인, 스트레스 등으로 감정을 조절하는 신경전달물질이 불균형을 이룰 때 우울증과 불안증이 생긴다. 신경전달물질에 변화를 일으키는 원인은 다양하고 복잡하지만, 스트레스를 가장 큰 원인으로 본다. 다만 우울증을 겪는 사람들은 과거부터 느껴온 여러 고통을 호소하는 경우가 많으며, 그 고통은 과장된 과거의 기억과 감정이 결부되어 있다. 반면 불안증을 겪는 사람들은 바로 지금(now) 느끼는 고통을 호소하는데, 잠재된 부정적인 자각증상과 관련 있는 것으로 밝혀졌다.

스트레스와 우울, 불안은 분리해서 설명하기 어렵다. 스트레스가 가장 큰 원인이지만, 스트레스와 우울, 불안을 증가시키는 원인 모두 '편도체에 의한 HPA축의 활성화'이기 때문이다. 단지 불안증은 스트레스 상황이 아닌데도 심각한 위협 상황인 것처럼 신호를 보내 편도체와 HPA축이 계속 활성화되면서 일어난다.

이런 상태라면 무의식적으로 모든 상황을 잠재적 재앙으로 생각하게 된다. 실제 이런 사람들의 뇌를 MRI로 검사해보면 편도체가 활성화되어 있다고 한다. 위협 상황이 아닌데도 불구하고 생활하기 힘들 정도로 긴장하고 있다면 불안증을 의심해볼 수 있다. 이런 증상은 적극적으로 치료받거나 개선하지 못하면 공황장애와 같은 정신질환으로 이어질 수 있다.

　우울증과 불안증, 공황장애와 같은 정신질환은 견딘다고 좋아지지 않는다. 그래서 적극적으로 치료해야 하는데, 치료 방법으로 약물요법, 상담치료, 운동요법이 있다. 나의 경험에 의하면 약물치료는 효과가 바로 나타나지만, 약물치료에만 의존하면 의존성과 무기력감으로 사회적응에 자신감을 잃을 수 있다. 상담치료는 시간과 비용이 많이 들고 효과가 즉각적이지 않다는 특징이 있다. 그래서 추천하는 것이 운동요법이다. 연구에 의하면 우울과 불안에 시달리는 학생들에게 2주 동안 20분간 걷거나 달리기를 시킨 결과, 불안 수준이 떨어지고 그 효과가 24시간 유지됐다고 한다.

　불안증은 스트레스의 위험성이 없는데도 불구하고 신호를 보내는 편도체의 과활성화로 인해 생긴다. 편도체를 제어할 수 있는 것이 해마와 전두엽이고, 이 둘의 기능을 강화하는 것이 운동이다. 미국 하버드대 의대가 80여 년간 추적 조사한 코호트 연구 결과를 비롯해 수많은 연구에서 운동이 정신 건강에 좋다는 증거들이 많이 나왔다. 그중 유산소운동과 근력운동을 함께 한 사람은 운동을 안 한 사람보다 우울증 발생률은 98%, 불안증 발생률은 60% 낮은 것으로 조사됐다. 연구를 진행한 아론 칸돌라 교수는 "운동과 정신 건강의 관계는 명확하고, 유산소운동과 근력운동을 병행하는 것이 신체 건강뿐만 아니라 정신 건강에도 좋다는 사실이 분명하다"고 발표했다.

운동은 긍정적인 기억과 감정을 남긴다

정신 건강 측면에 있어 운동의 효과는 특별하다. 불안 증상이 나타나면 우리 몸은 심장박동을 늘리고 혈액 순환을 빠르게 해 혈압을 높여서 잠재적 위협 상황에 대비하는 투쟁-도피 모드가 된다. 불안이라는 스트레스가 나타날 때마다 이런 과정이 일어난다.

그런데 운동할 때도 비슷한 현상이 일어난다. 심장이 빠르게 뛰고 혈압도 높아진다. 불안 증상 때와 다른 점은, 운동 후에는 신경전달물질인 세로토닌, 도파민, 엔도르핀이 폭포수처럼 분비되어 마음이 차분해지면서 기분이 좋아진다는 것이다. 이때 뇌는 심장박동이 빨라지고 혈압이 높아지는 것에 대해 긍정적인 느낌으로 기억하게 된다. 또한 운동은 해마와 전두엽의 기능을 활성화해 편도체를 제어하는 브레이크를 강화함으로써 스트레스로 인한 불안이나 우울을 없애준다.

스트레스로 인한 불안증이 있는 학생들을 대상으로 연구한 결과에서도, 달리기 후 심장이 빨리 뛰는 것은 위협의 신호가 아니라고 기억하게 된다고 한다. 과거에는 우울증, 불안증, 공황장애 같은 정신질환이 있는 사람들에게 신체활동은 피하라고 했지만 오늘날에는 그러한 처방이 잘못된 것으로 밝혀졌다.

다만 공황장애나 중증의 우울증 혹은 불안증을 가지고 있는 사람들은 운동에 천천히 적응해야 한다. 처음부터 강도 높은 운동을 할 수도 없거니와, 운동으로 심장이 빠르게 뛸 때 몸에서 잠재적 위협 상황이라고 판단해 발작이 일어날 가능성이 있기 때문이다. 그래서 운동 강도를 천천히 단계적으로 증가시켜야 한다. 분명한 것은 운동 강도가 높을수록 효과가 빠르고 크다는 것이다.

나의 경우에도 우울증과 공황장애를 극복할 때 걷기보다 인터벌 운동이 더 효과가 크다는 것을 몸으로 느꼈다. 가벼운 산책이나 걷기로 시작해서 차츰 달리기에서 인터벌 달리기로 운동 강도를 높여 가는 것이 더 효과적이다.

운동이 뇌 기능을 복구한다

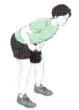

운동을 만병통치약이라고 하는 것은 신체뿐만 아니라 뇌 건강에도 영향을 미치기 때문이다. 뇌과학자들에 의하면 운동은 뇌신경을 재생시키고, 신경의 생존과 분화 그리고 연결에 필요한 물질을 분비해 뇌 기능을 향상시키는 것으로 알려져 있다. 운동을 하면 뇌신경에 영양을 공급하는 물질인 뇌유래신경영양인자(BDNF; brain-derived neurotrophic factor)가 분비되기 때문이다.

뇌 기능에 중요한 역할을 담당하는 BDNF를 처음 발견한 사람은 유대인 리타 레비 몬탈치니로, 그는 이 연구로 1986년에 노벨 의학상을 받았다. 그후 BDNF는 많은 신경과학자에 의해 연구되어 오늘날 뇌 기능에 없어서는 안 되는 중요한 '기적의 물질'로 알려지게 되었다.

BDNF가 많이 분비될수록 뇌 기능이 좋아진다

BDNF는 산소 결핍, 저혈당, 활성산소, 독성물질 등에 노출되어 죽거나 손상되는 뇌세포를 보호하는 역할을 한다. 마치 백혈구가 항체를 만들어 감염에 대항하거나 혈소판의 출혈을 막기 위해 응고되는 것처럼 뇌세포를 보호하는 구조 요원 역할을 하는 것이다. 또 뇌세포 사이의 연결을 강화해 학습과 기억력을 강화하고 세포의 노화를 늦추는 등 뇌 건강에 필수적인 역할을 하는 물질이어서 '뇌세포의 천연 비료'라고도 한다.

BDNF가 많이 분비될수록 뇌 기능이 좋아져 치매, 우울증, 불안증 등 정신질환을 극복하는 데 유용하다. 지금까지의 연구 결과로는 BDNF의 감소가 우울증, 조현병, 강박장애, 치매, 알츠하이머병, 신경성 식욕부진, 폭식증, 뇌전증과 연관이 있다고 알려져 있다. 우울증, 불안증 등 정신질환과 자폐성 장애를 가진 사람, 어릴 때의 경험에 의해 정신적 트라우마가 생긴 사람들은 BDNF 수치가 낮다는 연구 결과도 있다. 즉 BDNF는 뇌 기능의 생존과 분화, 그리고 재생을 통한 복구 기능과 더불어 다양한 정신질환을 극복하는 데 없어서는 안 되는 물질이다.

BDNF는 나이 들수록 분비량이 줄어들고, BDNF의 분비량이 줄어들면 뇌의 퇴화 속도가 빨라지고 신경과 신경을 연결하는 기능이 떨어져 치매, 알츠하이머병 등 인지능력 저하, 우울증·불안증 등 정신질환에도 영향을 미친다. 그러나 여러 연구들을 통해 나이가 들어도 운동을 꾸준히 하면 인지능력 저하 속도를 늦추거나 오히려 인지능력이 향상된다는 사실이 밝혀졌다.

운동을 꾸준히 하면 BDNF가 증가한다

다행히도 BDNF는 운동하는 즉시 분비된다. 운동을 단 한 번만 해도 BDNF의 혈중 농도가 60% 상승하며, 운동을 규칙적으로 하면 정서에 영향을 미치는 인지능력의 개선에도 효과가 있다고 한다. 걷고 달리는 유산소운동, 중량을 이용한 근력운동, 다양한 신체활동 모두 BDNF 증가로 발생하는 효과 면에서 차이가 없다. 다만 운동을 규칙적으로 장기간 꾸준히 하는 것이 중요하며, 운동 강도가 높을수록 효과는 커진다.

하버드대 의대 존 레이터 신경정신과 박사는 운동을 통해 혈중 농도가 높아진 BDNF가 신경전달물질의 양을 늘려서 마음을 진정시키고 안정감을 높여줄 뿐만 아니라, 달리기 운동을 하면 심장근육에서 나트륨이뇨펩티드(ANP; atrial natriuretic peptide)를 분비해 극도의 흥분 상태를 가라앉히고 불안을 줄인다고 했다. 운동이 BDNF의 분비를 증가시켜서 세로토닌, 도파민, 엔도르핀의 양을 늘려 불안을 진정시키고, 한편으로 심장에서 분비되는 ANP는 뇌로 들어가 시상하부 수용체와 결합해 HPA축의 활동을 진정시키는 역할을 해 불안 증상을 완화하기 때문이다. 즉 운동은 BDNF와 ANP를 분비해 HPA축의 활동을 진정시킴으로써 우울증과 불안증을 극복하는 안정제이며 진정제라고 하겠다.

운동의 뇌 기능 복구 효과에 대해 "모든 길은 BDNF로 이어진다"고 주장하는 학자도 있다. 스웨덴 카롤린스카대 정신과와 내과 의사인 안데르스 한센은 우울증을 겪고 있는 사람이나 우울증으로 자살한 사람, 평소 신경과민이 심한 사람들도 BDNF의 수치가 낮다고 했다. 또한 우울증, 불안증이 심한 사람일수록 뇌의 크기가 더 빠르게 줄어드는 경향이 있는데 이것은 새로운 뇌세포가 충분히 만들어지지 않기 때문이며, BDNF 수준이 낮아 신경세포 재생이 억제되고 있기 때문이라고 했다. 그러면서 "BDNF를 증가시키는 데는 신체활동만큼 효과적인 방법이 없다"고 강조했다.

운동이 뇌에 미치는 효과를 요약하면 아래와 같다.

● 해마와 전두엽의 기능을 강화해 스트레스에 반응하는 HPA축이 활성화되지 않게 한다.
● 심장근육에서 분비되는 ANP가 HPA축의 활동을 억제하는 진정제 역할을 해 불안을 완화한다.
● 운동을 해서 분비된 BDNF는 신경전달물질인 노르에피네프

린, 세로토닌, 도파민, 엔도르핀의 분비를 촉진해 우울증, 불안증, 공황장애 등 정신질환을 예방한다.

● BDNF는 손상된 뇌세포를 재생하고 새로 생성되는 세포를 보호함으로써 뇌 기능을 복구한다.

이처럼 운동은 신체 건강뿐만 아니라 뇌 건강에도 중요하다. 내가 경험했던 우울증과 공황장애를 극복하는 과정에도 운동이 함께 했다. 지금도 운동은 하루도 빠짐없이 하고 있으며, 우울증과 공황장애는 완벽하게 극복했다고 자신한다. 평소 우울하거나 불안하고 가슴이 답답한 증상을 느낀다면 밖으로 나가 산책을 하다가 걷고 달려보라. 그러면 답을 찾을 수 있을 것이다.

뇌 기능을 건강하게 만드는 5단계 운동 프로그램

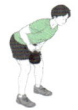

뇌과학자들은 운동의 목표를 뇌 건강에 두어야 한다고 말한다. 세계보건기구(WHO)는 건강에 대한 정의를 '신체적, 정신적, 사회적으로 완전히 안녕한 상태'라고 했다. 우리가 생각하기엔 신체적 건강을 위해서는 헬스나 수영, 달리기 등의 운동을 하고, 뇌 건강을 위해서는 독서와 사색 등을 통해 뇌를 단련해야 할 것 같은데, 사실 뇌를 건강하고 행복하게 만드는 방법 중에 가장 우선해야 하는 것은 운동을 해서 뇌에 산소를 충분히 공급하는 일이다.

처음에는 산책이나 가벼운 걷기로 시작하면 된다. 일본의 뇌 과학자인 오시마 기요시 박사는 "의식하며 걸으면 신체 건강과 뇌 건강이라는 두 마리 토끼를 모두 잡을 수 있다"고 말한다. 수학 문제

풀이보다 걷는 것이 뇌를 개발하는 데 효과가 더 크다는 것이다. 걷기만 해도 뇌 기능이 좋아지는 이유는 산소 섭취량이 증가하고 혈액 순환이 좋아져 뇌에 산소 공급이 원활해지기 때문이다.

또 손과 발, 눈과 귀, 피부 등으로 노면 경사도와 장애물을 알게 되고, 팔을 흔들어 균형을 잡고, 피부로 온도를 느끼고 코로 냄새를 맡는 등 온몸의 감각을 총동원해 정보를 교환하고 정보를 받은 대뇌피질의 전두엽에서 두 다리에 지시를 내리는 등 그저 걸었을 뿐인데 뇌에서는 수많은 정보가 쉴 새 없이 오가며 뇌를 운동시킨다.

처음에는 밖으로 나가 산책을 하고, 차츰 걷기 운동으로 옮겨서 주변 경치 좋은 곳부터 여기저기 옮겨 다니며 걸어보자. 어느 정도 걷기 운동을 하다가 달려보고 싶은 충동이 일어나면 그때 달리기를 해보자. 첫 산책부터 달리기를 하기까지 3개월이든 6개월이든 걸려도 괜찮다. 조급하게 생각하지 말고 몸이 원하는 대로 하자.

운동하면 뇌에서 행복 호르몬이 분비되어 기분이 상쾌해지면서 생각도 긍정적으로 바뀌고, 선순환이 일어나 다시 운동하는 일상이 계속될 수 있다. 그렇게 3개월이 지나고 6개월이 되면 정신질환을 극복할 자신감이 커질 것이다.

처음에는 혼자 결심하고 실행에 옮기기가 어려우니 주변에서 적극적으로 도와야 한다. 주변에서 독려도 해주고, 함께 산책도 하면 성공할 가능성이 그만큼 더 커진다. 반려견을 데리고 산책하는 것도 좋은 방법일 수 있다.

1단계 : 밖으로 나가서 가볍게 산책한다

뇌 기능을 좋게 하는 운동 1단계는 밖으로 나가서 가볍게 산책하는 습관을 들이는 것이다. 동네 걷기 코스를 이용하든지, 주변 둘레길 코스를 아주 가볍게 산책해도 좋다. 처음부터 욕심을 부려 1시간 넘게 산책을 하는 것은 무리다. 30분 이내가 알맞다.

산책이나 가벼운 걷기 운동으로 뇌를 끊임없이 움직이면 뇌에서 기분이나 감정을 조절하는 호르몬이 분비된다. 일명 행복 호르몬이라는 노르에피네프린, 세로토닌, 도파민, 엔도르핀 등의 신경전달물질이다. 이런 호르몬들은 산책이나 걷기와 같은 운동을 하면 충분하지는 않아도 기분을 전환할 정도는 분비된다. 상쾌해진 기분을 느끼며 산책을 마치면 다음 산책 시간이 기다려진다.

가벼운 산책을 1시간까지 할 수 있다면 2단계로 옮겨라.

1단계 : 가벼운 산책
- 1~2주 : 가벼운 산책 20~30분
- 3~6주 : 가벼운 산책 50~60분 이내

※ 애완견과 함께 산책하면 실행 가능성이 높아진다.

2단계 : 보통 수준의 걷기 운동을 1시간 정도 한다

2단계로, 보통 수준의 걷기 운동을 1시간 정도 하자. 찾아보면 주변에 1시간 걷기 코스가 다양하게 있을 것이다. 매일 같은 코스를 걸어도 되고, 다양한 코스로 옮겨서 걸어도 좋다. 보통 수준으로 걷기를 매일 1시간씩 할 수 있다면 그만큼 체력도 좋아져 평소에 느끼던 무기력감이나 피곤함도 없어진다.

이 정도 운동량이면 행복 호르몬의 분비량도 늘어나 스스로 뭔가 달라지고 있다는 것을 느끼게 된다. 집에서 움직이는 시간도 점점 늘어나고 얼굴도 밝아져 주변 사람들과의 관계도 좋아진다.

걷기 운동을 시작한 지 8주가 지나면 체력, 의욕, 자신감, 긍정적 사고력이 높아지고, 운동에 대한 동기가 생겨서 어떤 일이든 스스로 극복할 수 있다는 자신감과 함께 몸의 변화도 느낄 수 있다. 이는 나도 공황장애를 극복하면서 느낀 부분이다. 이때부터는 조금 더 격렬한 운동으로 바꿔 극복 단계로 나아가자.

2단계 : 걷기
- 7~8주 : 가벼운 걷기 60분
- 9~12주 : 보통 수준 걷기 60~90분

※ 가족이나 친구와 함께 걸으면 실행 가능성이 높아진다.

3단계 : 인터벌 걷기 운동을 한다

3단계는 인터벌 걷기 운동이다. 밖으로 나가 산책부터 시작한 운동이 3개월이 되는 기간이다. 처음 3개월이 중요하다. 자율신경의 변화에 최소 3개월이 걸리기 때문이다. 이쯤에서는 조금 더 운동 강도를 높여 우울증, 불안증, 공황장애를 극복할 수 있다는 자신감을 가져보자.

인터벌 걷기는 빨리 걷다가 보통 속도로 걷는 것을 반복하는 운동법을 말한다. 5분을 빨리 걷고 5분을 보통 속도로 걷는 것을 반복하며 1시간을 채우자. 또는 차츰 강도를 높여 10분을 빨리 걷고 5분을 보통 속도로 걷고, 강도를 더 높여 10분을 빨리 걷고 2~3분을 보통 속도로 걸으며 1시간을 채우면 된다. 이렇게 10분 인터벌 걷기를 1시간으로 채우면 다시 운동 강도를 높이자.

> **3단계 : 인터벌 걷기**
> - 13~15주 : '5분 빠르게 걷기 → 5분 보통 속도로 걷기'를 반복하는 인터벌 걷기 60분
> - 16~18주 : '10분 빠르게 걷기 → 5분 또는 2~3분 보통 속도로 걷기'를 반복하는 인터벌 걷기 60분
> ※ 자신감이 생기고 몸의 변화를 느껴 혼자서도 운동이 가능해지는 시기이다.

4단계 : 인터벌 달리기 운동을 한다

4단계는 인터벌 달리기 운동이다. 모든 유산소운동 중에서 가장 효과가 크고 빨리 와닿는 운동이다. 인터벌 달리기 운동은 우울증, 불안증, 공황장애를 가장 빠른 시간에 극복할 수 있는 운동이다. 특히 공황장애는 신체활동 없이 가만히 있는데도 하루에 몇 번이나 심장이 빨리 뛰어 과호흡 증상이 나타나는데, 그때마다 죽을 수도 있겠다는 불안이 엄습하기 때문에 이런 불안을 없애는 것이 중요하다.

인터벌 달리기는 강한 신체활동으로 심장이 빨리 뛰게 하는 운동이다. 5분만 달려도 심박수가 1분에 150회 이상으로 뛰지만 죽음에 대한 불안이나 공포 증상이 없고 오히려 운동 후에 기분이 편안해진다. 이는 운동 강도가 강한 만큼 신경전달물질을 많이 분비해 우울한 기분이 편안하고 차분해지기 때문이다. 이런 기분이 반복되면 매사 자신감과 함께 긍정적인 사고로 새로운 일에 대한 의욕이 왕성해진다. 두려워하지 말고 밖으로 나가서 산책부터 인터벌 달리기 단계까지 완성해보라! 반드시 극복할 수 있다.

인터벌 달리기 운동을 처음 할 때는 1분을 아주 가볍게 달린 뒤에 보통 속도로 1분을 걷자. 1분 인터벌 달리기 운동으로 30분을 채웠다면 다음 단계로 달리는 시간을 2분, 3분, 5분까지 늘려가자. 5분 인터벌 달리기 운동을 하고 2~3분을 걷기 운동으로 한다. 총

운동 시간은 30분에서 최대 60분까지로 한다.

　달리기로 갈아타는 순간 '내가 극복'했다는 자신감이 생긴다. 마라톤에 도전할 수 있을 것 같은 자신감도 생긴다. 신체적으로도 많은 변화가 나타난다. 체중과 체지방량이 줄어들고 건강검진 결과도 좋아진다. 체력이 향상되어 더 강도 높은 운동도 할 수 있게 되며, 모든 운동에 대해 체력적으로 완벽하게 준비된다.

> **4단계 : 인터벌 달리기**
> - **19~21주** : '1분간 가볍게 달리기 → 1분간 보통 속도의 걷기'를 반복하는 인터벌 달리기 30분
> - **22주~23주** : '2~3분간 가볍게 달리기 → 2분간 보통 속도의 걷기'를 반복하는 인터벌 달리기 40분
> - **24주~** : '5분간 가볍게 달리기 → 2~3분간 보통 속도의 걷기'를 반복하는 인터벌 달리기 50~60분
> - **24주 이후~** : 주 3~4회 운동이 적당(중간 2~3회는 걷기로 대체)
>
> ※ 인터벌 달리기를 3개월 이상 실시하면 아마추어 마라토너가 될 수 있는 체력이 되며, 해마와 전두엽의 기능이 강해져 정신질환으로부터 영원히 해방될 수 있다.

5단계 : 케틀벨 운동을 한다

마지막 단계로 케틀벨 운동을 포함하면 완벽하다.

우울증이나 불안증, 공황장애가 있다면 케틀벨 근력운동을 할 수가 없다. 무거운 기구를 들고 움직일 의욕이 없기 때문이다. 그래서 가벼운 산책과 걷기, 달리기 운동으로 어느 정도 증상이 완화되고 체력이 길러진 후에 케틀벨 운동을 포함시키는 것이 좋다.

케틀벨 운동은 근력운동이면서 유산소운동이라 심폐 기능 강화에 아주 효과적이다. 한 가지 운동으로 근력운동과 유산소운동의 효과를 모두 볼 수 있는 운동은 찾아보기 어렵다. 나는 지금도 케틀벨 운동을 꾸준히 하고 있다. 24kg 또는 36kg으로 30~50회 반복 운동을 매일 10세트씩 한다. 초보자는 10~12kg으로 20회 반복 운동을 매일 3~5세트로 시작해서 점진적으로 증가시키면 된다(자세한 케틀벨 운동법은 제3장 참고).

초보자가 케틀벨 운동 시작 4~6개월 후 24kg까지 운동 강도를 증가시켰다면 중급자 이상으로 체력이 향상된다. 중급자 체력이면 지리산 종주도 가볍게 할 수 있을 정도로 근력과 심폐 기능이 향상된다. 또한 허리, 무릎, 발목 등 관절을 보호하는 척추기립근, 엉덩이근, 대퇴사두근, 햄스트링근이 향상되어 달리기와 강도 높은 운동에 의한 관절 부상을 예방할 수 있게 된다.

케틀벨 운동 시작 6개월이 지나면 강인한 체력과 함께 뇌의 해마와 전두엽의 기능이 강화되어 우울증, 불안증, 치매 등의 정신질환이 극복될 수 있다. 물론 걷기나 달리기 같은 유산소운동을 함께 하면 더 효과가 크다.

뇌에 산소를 풍부히 공급하는 운동을 하는 것이 뇌가 매일 행복해지는 방법이다. 아침에는 산책이나 걷기, 달리기 같은 유산소운동을 하고, 오후에는 케틀벨 운동을 하는 습관을 만들자. 그러면 '근육이 강한 100세 청춘', '뇌가 행복한 100세 청춘'이 될 수 있다.

나도 공황장애 증상으로 퇴원 후 이와 같은 운동을 했더니 한 번도 재발하지 않고 오히려 예전보다 더 강인한 체력으로 의욕적인 삶을 살고 있다. '걷고 달리면 뇌가 행복해진다'는 말을 이해하고 실행하면 누구나 신체적·정신적 건강을 함께 누릴 수 있다. 신체뿐만 아니라 뇌도 움직이지 않으면 병들고 움직이면 행복해진다는 사실을 잊지 말자.

제5장

근력운동 성공 비법 9가지

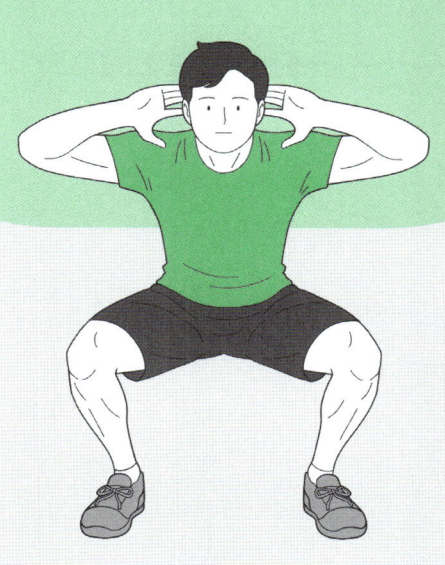

3주, 3개월의 고비를 넘기자

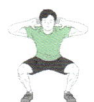

매년 새해가 시작될 즈음이면 여러 가지 계획을 세우고 실행에 옮기곤 한다. 그중에서 빠지지 않는 것이 운동 계획으로, 매년 1월에는 헬스장이나 공원 등에서 운동하는 사람들이 늘어난다. 그러나 운동 계획은 작심 3일로 끝나는 경우가 많다. 운동 계획을 실천하기 위해 따로 시간을 내는 어려움이 따르고, 신체적 변화가 더뎌 동기 유발이 유지되기 힘들기 때문이다.

3개월을 버티면 습관이 된다

그동안 다양한 사람들을 상담하고 지도해보니 3주 차와 3개월

차에 고비가 찾아오는 경우가 많았다. 운동을 시작한 지 3주 혹은 3개월이 됐을 때 포기하지 않으려면 처음부터 무리해선 안 된다.

처음 3주간은 운동하는 장소에서 기분 전환 수준의 신체활동을 하자. 그러면 몸과 마음이 긍정의 메시지로 받아들이면서 서서히 운동 습관이 몸에 밴다. 이 기간에는 운동 강도에 개의치 말고 운동하는 시간만 지키면 된다. 그러면 몸이 기억해두었다가 운동하는 시간이 되면 신호를 보낸다. 이것이 운동 습관이 만들어지고 있다는 증거이다. 무리하지 않고 하는 둥 마는 둥 가볍게 해야 한다.

3주가 지나 어느 정도 운동이 몸에 적응되어 습관이 되면 그다음 단계로 서서히 근력운동이든 유산소운동이든 낮은 강도로 운동을 체계적으로 한다.

3주를 인내해 3개월을 버티면 대부분 성공한다. 운동 3개월이면 육체적·정신적으로 더 건강해지고 생활패턴이 변화된다. 체력이 예전보다 더 강해져 매사 자신감과 함께 적극적이고 긍정적으로 행동하게 되어 주변으로부터 달라졌다는 인사를 자주 받게 될 것이다.

2가지만 바꾸면 3개월을 버틸 수 있다

3주와 3개월 차에 오는 고비를 넘기고 운동 습관을 지키기 위해서는 2가지를 바꿔야 성공하기 쉽다.

가장 먼저, 홈트레이닝으로 바꿔야 한다. 운동 시간과 운동 장소에 집착하지 않아야 하기 때문이다. 운동 장소를 고집하거나 운동 시간을 정해두면 그 계획은 실패하기 쉽다. 운동 시간대와 장소를 자유롭게 선택해 시간에 구애받지 않고 하루 10분에서 20분 정도 운동하는 방법이 운동 습관 유지에 중요한 요소다.

홈트레이닝으로 가장 적합한 운동은 케틀벨 운동이다. PT를 받지 않고 혼자서도 쉽게 자세와 운동법을 익혀서 할 수 있기 때문이다. 다양한 기구가 있는 헬스장에서 운동하는 것과 비교해도 효과가 다르지 않다.

그다음으로 바꿀 것이, 운동 강도를 점진적으로 천천히 늘리는 것이다. 운동을 하면서 '어제 운동은 너무 힘들고 고통스러웠어'라고 생각되면 대부분 운동 계획은 실패한다. '약간 힘들지만 충분히 견딜 수 있고, 다음에 또 해보겠다'는 동기가 생길 정도의 운동 강도와 운동량이 중요하다.

처음 3주는 몸과 마음의 준비 상태를 습관화하는 데 중요한 시간이다. 너무 급하게 욕심을 내면 실패하기 쉽다. 그러니 처음 3주간은 욕심 부리지 말고 운동 강도와 운동량을 점진적으로 증가시켜야 한다. 몸이 적응하면 다시 조금 더 강도를 높여 적응하는 과정을 반복하는 것이 중요하다.

3주간의 기초 단계를 마무리하고 운동 계획을 3개월간 꾸준히 실천하면 운동의 맛을 느끼게 되는 것은 물론 생체리듬이 완전히 바

뛰어 평생 동안 할 수 있는 운동 습관이 생긴다. 그리고 몸의 변화를 느낄 수 있다.

운동의 맛이란 운동 후 느껴지는 상쾌한 기분과 쾌감이다. 운동을 하면 기분이 좋아지고 상쾌해지는 것은 기분을 좋게 하는 도파민과 세로토닌, 고통이나 통증에 대해 모르핀 역할을 하는 엔도르핀이 대량으로 분비되기 때문이다. 꾸준히 운동하는 사람들의 얼굴색이 밝고 활기가 넘치는 것은 바로 이런 호르몬들의 영향 때문이다. 게다가 운동으로 몸이 좋아지면 자신감으로 이어져 무슨 일이든 할 수 있다는 희망과 긍정적인 힘이 생긴다. 이런 것들이 운동의 맛이다.

운동은 습관이다. 매일 습관적으로 운동을 하면 건강도 자연히 따라온다.

3가지 운동 원리를 지키자

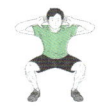

근력운동은 강도, 양, 빈도가 결정하고, 여기에 3가지 원리에 따라 운동하면 최상의 결과를 얻을 수 있다. 운동 원리는 과부하의 원리, 점증성의 원리, 반복성의 원리, 개별성의 원리, 특이성의 원리 등 여러 가지가 있지만 일반적으로 3가지 원리만 충족시키면 된다.

과부하의 원리

과부하의 원리란 일상에서 받는 부하 자극보다 더 강한 자극을 주어야 운동 효과를 얻을 수 있다는 원리다. 다시 말하면, 근력운동에서 근육에 주어지는 자극이 있어야 한다. 운동 강도, 운동량,

운동 빈도를 고려해서 운동을 한 후 근육에 자극(통증)이 나타나면 과부하의 원리에 맞게 운동한 것이다.

그러나 통증은 매번 운동할 때마다 나타나지 않는다. 보통 운동 강도를 증가시킨 첫날에만 나타나고 2~3일 만에 사라지는 것이 가장 이상적이다.

요약하면, 현재보다 조금만 더 강하게 운동하면 근육이 자극되고, 근육에 자극이 있어야 초과회복의 과정을 거쳐 근육이 더 강해진다는 것이 과부하의 원리이다.

점증성의 원리

운동 강도, 운동량, 운동 빈도를 점진적으로 늘려가는 것을 말한다. 근육은 같은 강도의 외부 자극에 대해 2주 정도면 적응력이 생겨 더 이상 근육 크기와 근력이 발달하지 않는다. 따라서 2~3주마다 운동 강도나 운동량을 늘려야 근육 발달이 지속된다.

그러나 너무 빨리 운동 강도나 운동량을 늘리면 부상의 원인이 되고, 너무 힘들고 피로해져 성장이 멈추는 슬럼프 또는 고원현상이 나타날 수 있다. 따라서 점증성의 원리에 맞게 체계적이고 주기적으로 운동 강도와 양, 빈도를 늘려나가는 것이 중요하다.

케틀벨 운동도 중량과 운동량, 운동 빈도를 점증성의 원리에 맞게 늘려가는 것이 좋다. 다만 2~3주마다 운동 강도와 운동량 중한 가지씩 늘려야 한다.

강도를 늘리기 위해서는 중량을 매번 5%씩 늘리고, 운동량은 반복 횟수 또는 세트 수를 늘리는데 반복 횟수는 2~5회, 세트 수는 1~2세트를 늘린다.

반복성의 원리

반복성의 원리란 반복되는 운동에 적응된 신체는 각 기관이나 조직이 개선될 수 있다는 원리이다.

몸의 변화는 운동 한 번으로 이루어지는 것이 아니라 수없이 많은 반복 동작을 통해 기술이나 전술 또는 근육 조직과 형태에 변화가 일어난다. 근력운동에서 운동 강도와 운동량을 계속 늘리는데도 근육이 만족할 만큼 발달하지 않는다면 더 긴 기간 동안 반복해서 운동해야 한다는 의미이다.

운동도 과학적인 원리에 따라야 효과를 볼 수 있다. 근력운동은 운동 강도, 운동량, 운동 빈도가 결정하고 여기에 과부하의 원리, 점증성의 원리, 반복성의 원리를 따르면 효과가 더 크다는 사실을 잊지 말자.

워밍업 세트를 반드시 거치자

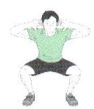

　근력운동은 워밍업 세트가 반드시 포함되어야 한다. 운동 중의 부상을 최대한 예방하기 위해서다. 워밍업 세트는 2세트로 구성되는데, 첫 번째 세트는 최대 능력(본 운동의 중량)의 50%로 운동하고, 두 번째 세트는 최대 능력의 70~80%로 운동한다.

　워밍업 세트는 무거운 중량으로 운동하기 위해 몸을 예열하는 시간이다. 무거운 중량으로 운동하려면 심장은 혈액의 박출량을 늘려야 하고, 근육은 잠자는 세포를 깨워 100% 동원되도록 준비해야 부상 없이 운동을 마칠 수 있다. 즉 중량 정도를 감각으로 파악해 뇌에 신호를 보내고, 신호를 받은 운동신경세포는 근육세포를 깨워 모두 동원될 수 있도록 준비하는 과정이 워밍업 세트다.

일반적으로 근육은 일상에서 약 60% 정도만 사용된다. 그런데 처음부터 최대 능력으로 운동을 하면 근육이 파열되거나 관절, 인대, 건 등이 손상될 수 있다. 이를 예방하기 위해 처음 2세트는 가볍게 최대 능력의 50%, 70~80%로 운동해서 몸을 풀어야 한다.

워밍업 두 세트를 통해 잠자고 있던 근육세포를 깨우면 3세트부터는 가장 무거운 중량으로 운동할 수 있다. 만일 운동량이 총 5세트라고 하면 두 세트의 워밍업 세트는 제외하고, 본 운동만 5세트라고 생각하면 된다.

다른 운동 종목도 마찬가지이지만 근력운동을 할 때 워밍업 세트가 더 필요하고 중요하다. 심혈관계와 근육의 노화가 진행되는 시기인 40~50대부터는 더더욱 워밍업 세트가 필요하다. 아무리 효과가 뛰어나고 몸에 좋은 운동도 부상을 입으면 안 하는 것보다 못하다. 워밍업 세트를 꼭 챙겨서 부상 없는 근력운동을 하자.

먼저 생존근육을 단련하자

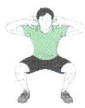

우리는 몸을 끊임없이 움직여야 생명을 유지하고 건강하게 생활할 수 있다. 움직임을 일으키는 것은 근육이다. 나이가 들어갈수록 근력운동을 해야 하는 이유는 움직임을 일으키는 근육을 튼튼하게 만들어 생존력을 높이기 위함이다. 근육이 곧 생존력인 셈이다. 나이가 들수록 생존력을 높이는 근력운동을 해야 노후에도 질 높은 삶을 살아갈 수 있다.

근육 중에서 움직임을 일으키는 근육을 생존근육이라고 하며, 50대 이후부터는 생존근육을 먼저 단련해야 한다. 생존근육은 엉덩이의 대둔근, 다리의 대퇴사두근(앞)과 햄스트링근(뒤), 종아리의 비복근, 어깨의 삼각근, 등의 광배근 등이다. 이런 근육들은 움직임을 일으키는 대근육(大筋肉) 군으로, 바로 서고 앉았다 일어서고 밀고 당기는 데 필요한 근육들이다. 직립 동물인 인간은 앉았다 일어서고 밀고 당기는 능력이 있어야 생존할 수 있다. 그래서 평생 움직임을 일으키는 생존근육을 튼튼하게 만드는 것이 무엇보다 중요하다. 이런 근육들이 줄어들면 움직임이 약해져 결국 생명 유지 능력을 잃고 만다.

 나이가 들수록 생존근육을 지키는 것이 건강을 지키는 것이다. 그러나 근육은 노화로 인해 약해지거나 줄어든다. 근육량은 30대부터 줄어들기 시작해 80대가 되면 50%로 줄어든다. 특히 움직임에 중요한 역할을 하는 대근육은 60대가 되면 줄어드는 속도가 더 빨라진다. 근육이 줄어드는 것을 예방하기 위해서는 단 한 가지, 근력운동이 답이다. 근력운동도 움직임을 일으키는 생존근육이 먼저다. 앉았다 일어서는 동작, 미는 동작, 당기는 동작을 먼저 하라.

'건강 짱'을 목표로 운동을 하자

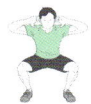

　운동이 어느 정도 습관이 되었다면 그다음은 운동 목표를 세운다. 운동 목표는 사람마다 다르지만 건강 증진을 목표로 운동하는 것이 바람직하다. 근력운동의 목표는 오로지 신체활동 능력 향상이다. 신체활동 능력을 향상시켜 근육 감소, 체지방량 증가, 주요 관절의 퇴행성 관절염, 신진대사 저하를 예방하고 면역 기능을 향상해야 한다.

　일부 젊은 층과 체력이 양호한 40~50대 중에는 울퉁불퉁한 근육을 만들기 위해 강도 높은 근력운동을 하는 사람들이 있는데, 그러면 오히려 건강이 나빠질 수도 있다. 울퉁불퉁한 근육을 만들려면 고강도로 하루 3시간 이상 운동해야 하는데, 이러한 운동 방법은 심혈관계에는 좋지 않기 때문이다. 특히 혈관 벽을 손상시켜 동맥경화의 원인이 될 수 있으며, 심장에 강한 자극을 주어서 심장병을 일으킬 수도 있다.

근육이 너무 많아도 근육에 혈액을 공급하기 위해 심장을 무리하게 뛰게 만들고, 혈관을 감싼 근육량이 많아 혈관 벽이 손상될 수 있어 심혈관계에 좋지 않다. 전문 운동선수나 보디빌더들은 오랜 기간 체계적으로 운동을 해왔기 때문에 위험이 적을 수 있지만 일반인에게 많은 근육은 오히려 건강에 해로울 수 있다. 따라서 운동은 건강 증진에 목표를 두고 시작해야 한다. 힘을 키우는 힘 짱이나 날씬하기만 한 몸 짱이 아니라 '건강 짱'에 목표를 두어야 한다.

우선 움직임에 중요한 관절인 무릎관절, 고관절, 허리 관절을 건강하게 지탱할 수 있을 정도의 근육이 필요하다. 앞에서 말한 생존 근육이 그러한 역할을 하는 근육들이다. 그리고 면역 기능과 신진대사가 나이보다 좀 더 양호한 수준이면 좋다. 근력운동을 2~3년 하면 신체활동 능력이 보통 나이에 비해 10년 더 젊어져서 면역 기능과 신진대사 활동이 좋아지면서 건강의 선순환이 지속된다. 건강 짱을 목표로 근력운동을 해서 평생 건강하게 살아가자.

슬로 트레이닝으로
운동하자

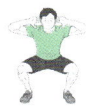

    슬로 트레이닝이란 가벼운 중량(무게)으로 천천히 느리게 동작을 반복함으로써 근육이 무거운 중량으로 운동하는 것처럼 착각하게 만드는 운동 방식이다. 가벼운 중량으로도 근육에 강한 부하가 걸리게 만드는 것이다. 자세를 고정하지 않고 느리게 움직이면 근육이 계속 긴장 상태를 유지해 혈관을 압박하고 혈액의 흐름을 제한해서 근육은 실제보다 더 부하가 큰 것으로 착각한다. 이때 생기는 젖산은 지방 분해를 돕는 성장호르몬의 분비를 촉진한다.

    슬로 트레이닝이라고 해서 근력운동의 원칙이 달라지는 것은 아니다. 가벼운 중량으로 근육을 좀 더 빨리 힘들게 만들 뿐이다. 왜냐하면 가벼운 자극으로는 근육이 강해지거나 양이 늘지 않기 때문이다.

  슬로 트레이닝은 중년 이상이거나 관절 질환이 있는 사람이 활용해도 괜찮은 운동 방식이다. 가벼운 중량으로 자세를 고정하지 않고 느리게 움직이기 때문에 관절과 인대 등 연조직이 느끼는 부담은 거의 없이 근육만 자극되고, 혈압이나 심장에 무리가 없어 안전하다. 그런 이유로 슬로 트레이닝을 재활운동으로 보는 사람들도 있다. 예를 들어 무릎을 굽혀 앉았다 일어서기 운동(스쿼트)에서 무릎을 완전히 구부리거나 펴지 않고 운동하기 때문에 관절이 쉽게 손상되지 않는다. 관절의 손상은 주로 큰 부하가 걸리도록 관절을 깊게 구부리고 펴는 동작에서 일어난다.

  운동 방법도 간단하다. 케틀벨 스쿼트를 예로 들면, 처음에 앉을 때는 2초간 천천히 앉고 멈췄다가 일어설 때는 1초 걸려 일어난다. 부하를 더 높이고 싶다면 앉을 때만 시간을 늘리면 된다. 중급자 이상은 2초 또는 3초간 아주 천천히 앉고, 일어설 때는 마찬가지로 1초 걸려 일어난다. 케틀벨 12kg으로 슬로 트레이닝을 하면 헬스장에서 아주 강도 높게 스쿼트를 하는 것과 같은 효과가 있다.

  슬로 트레이닝은 간단하고 편한 운동이지만 결코 강도가 약하다고는 볼 수 없다. 그러나 헬스장에서 하는 근력운동보다는 편하고 쉬우면서 심장과 혈압에 부담이 적은 운동법임은 분명하다.

근육운동을 먼저,
유산소운동은 나중에 하자

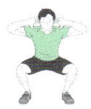

걷기와 달리기 운동은 대표적인 유산소운동으로, 건강관리에 필요한 운동이라면 누구나 걷기나 달리기를 떠올릴 정도로 보편화되어 있다. 지금도 근력운동을 하는 사람들보다 걷기나 달리기 운동을 하는 사람들이 훨씬 많다. 그러나 걷기, 달리기 등의 유산소운동만 하면서 건강관리를 다했다고 생각해왔다면 이 책을 읽고부터는 다르게 생각하길 바란다.

걷기와 달리기 운동은 대표적인 심폐 기능 강화 운동으로 남녀노소 필수 운동이다. 헬스장에서도 가장 많이 찾는 운동기구가 러닝머신이다. 그러나 완벽한 건강 효과를 보려면 운동 순서가 무엇보다 중요하다.

건강 증진을 위해 운동을 계획하고 있다면 먼저 3개월 정도는 움직임을 일으키는 근육 중심으로 근력운동을 하는 것이 바람직하다. 특히 60대 이후는 허리나 무릎관절의 퇴행이 진행된 상태라 천천히 걷기 운동마저도 퇴행성을 악화시킬 수 있다. 그러니 근력운동으로 관절을 보호할 수 있는 근육을 늘린 후 걷기나 달리기 운동을 해야 한다. 무턱대고 걷기나 달리기 운동을 시작하면 결국 무릎이나 허리 관절에 무리가 되어 고장 난 기계처럼 움직임이 불편해질 수 있다.

근육운동을 먼저, 유산소운동을 나중에 해야 하는 이유

근육운동을 먼저, 유산소운동을 나중에 해야 하는 이유는 수없이 많다. 그중 가장 중요한 이유 두 가지를 꼽으면 다음과 같다.

첫째, 주요 관절이 받는 충격을 흡수할 근육이 필요하기 때문이다. 걷기와 달리기는 하체에 반복적인 충격과 부하를 가하기 때문에 근육, 인대, 건, 골 조직에 손상을 입힌다. 다양한 연구 결과를 보면 정상적인 걷기는 무릎관절에 체중의 2~3배까지 충격을 주고, 달리기는 무릎관절에 체중의 4~8배의 충격을 주고, 슬개건(무릎뼈를 덮고 있는 힘줄)에는 체중의 5~7배, 발목에는 체중의 8~11배의 충격을 준다고 한다. 아킬레스건도 걷기를 할 때는 4배, 달리기를 할 때는 7배의 충격을 받는다. 무리한 달리기는 무릎관절에 너무 큰 부담을 주어서 연골과 연골판을 손상시키고 관절 퇴행의 원인이 될 수 있다.

근육이 충분하지 못한 상태에서 장기간 걷기나 달리기 운동을 하는 것은 나이 들어 무릎과 허리 관절에 퇴행을 촉진한다. 무릎이나 허리 관절을 튼튼하게 만드는 것은 근력운동뿐이다. 엉덩이근, 대퇴사두근, 햄스트링근, 비복근 등이 강할수록 무릎과 발목 관절, 인대, 건, 연골 등이 받는 충격 흡수 능력이 더 커지기 때문이다. 근육이 충분하지 못한 사람이라면 케틀벨 스윙 운동을 하라고 권하고 싶다. 케틀벨을 이용하면 단 한 가지 동작으로도 운동 효과를 충분히 볼 수 있다.

둘째, 다이어트 효과 때문이다. 근육은 에너지 소비 공장이요, 강력한 지방 분해제이다. 근력운동으로 근육이 증가하면 기초대사율이 증가한다. 근력운동을 한 번만 해도 기초대사율이 6~48시간 동안 증가한다. 게다가 근력운동을 하면 아드레날린, 테스토스테론, 성장호르몬이 분비되어 지방을 분해한다. 근력운동을 하고 6시간 이내에 유산소운동을 하면 분해된 지방을 연소하는 과정까지 이루어져 다이어트 효과가 커진다.

평생 걷고 뛰고 싶다면 무릎과 허리 관절을 튼튼하게 만들어야 한다. 이를 위해서는 근력운동을 꾸준히 해서 평생 걷고 뛰는 데 필요한 근육을 만들어야 한다.

나이가 많을수록 단백질 섭취량을 늘리자

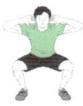

　단백질은 프로틴이라 불리며, 기본단위는 아미노산이다. 체내에서 단백질을 만들기 위해서는 20종의 아미노산이 동시에 존재해야 한다. 이 중에서 한 가지만 부족해도 단백질은 만들어지지 않는다.
　단백질은 외부에서 음식물로 들어와 소화 과정을 거쳐 아미노산으로 변화해 근육, 장기, 혈액, 뼈, 피부, 손톱, 발톱, 머리카락 등 신체조직을 구성하는 중요한 역할을 한다. 인체의 기능을 조절하는 호르몬도 단백질로 이루어지고, 소화를 돕는 소화효소도 단백질로 이루어지고, 신경전달물질의 주성분도 단백질이다. 백혈구, 적혈구, 면역글로불린 등 면역계도 단백질로 이루어져 단백질이 없으면 성장은 물론 생명을 유지할 수도 없다.

단백질이 부족하면 당뇨병, 골다공증, 치매가 발병할 수 있고, 심장·뇌·혈관 등의 건강에 적신호가 올 수 있다. 이를 방지하기 위해서는 단백질의 하루 권장량을 꾸준히 섭취해야 한다. 특히 성장기가 끝난 이후인 50대부터는 단백질 섭취로 근육이 줄어드는 것을 지연시키는 것이 중요하다.

일반적으로 성인의 하루 권장 단백질 섭취량은 체중 1kg당 1g이다. 체중이 60kg이면 하루에 단백질을 60g 섭취하는 것이 좋고, 체중이 50kg이면 하루에 단백질 50g을 섭취하면 된다. 그러나 50대부터는 소화 흡수 능력이 떨어지고 근육도 줄어드니 체중당 1.2g을 섭취하는 것이 좋다. 체중이 50kg이면 하루에 단백질 60g을 섭취하고, 체중이 60kg이면 하루에 단백질 72g을 섭취하면 된다. 매일 권장량만큼 단백질을 섭취해서 근육과 건강에 악영향이 미치지 않게 해야 한다.

단백질 보충제 섭취는 신중하게

근력운동을 하는 사람은 권장량보다 더 많은 단백질을 섭취해야 한다. 몸매를 유지하고 싶은 사람이나 운동선수는 단백질이 일반인의 하루 권장량보다 훨씬 더 많은 체중당 1.8~2.0g이 필요하고, 전문적인 보디빌더들은 체중당 2.0~2.5g의 단백질을 섭취하는 것이 좋다. 그러나 일반인이 건강 증진을 위해 근력운동을 한다면 보통 하루 권장량보다 많은 체중당 1.2~1.5g의 단백질을 섭취하는 것이 적당하다.

단백질은 식사를 통해 섭취하는 것이 바람직하지만 식물성이든 동물성이든 식사를 통해 필요한 만큼 단백질을 섭취하려면 식사량이 너무 많아진다. 그럴 땐 단백질 보충제를 섭취해도 된다. 단백질 보충제의 종류는 다양한데 자신의 건강 상태나 선호도에 따라 선택한다. 다만 비만, 고지혈증, 고혈압, 당뇨병, 심혈관질환 등의 만성질환이 있는 경우엔 콩과 곡류로 만든 식물성 단백질 보충제를 섭취하는 것이 건강 관리에 유리하다. 또한 우유에서 추출한 파우더 형태의 단백질 보충제를 섭취해도 된다. 지방과 유당을 제거한 단백질 보충제는 소화 흡수도 잘되고 섭취하기가 편리해 유당 소화장애가 있는 사람들도 섭취할 수 있다.

20종의 아미노산 중에서 10종은 몸에서 스스로 만들 수 있지만, 나머지 10종은 우리 몸이 만들지 못한다. 이러한 아미노산을 필수 아미노산이라고 하는데, 보충제를 선택할 때는 10종의 필수 아미노산이 포함되어 있는지를 반드시 확인해야 한다. 필수 아미노산으로는 아르기닌, 로이신, 이소로이신, 발린, 트립토판, 라이신, 트레오닌, 페닐알라닌, 메치오닌, 히스티딘이 있다.

단백질 보충제의 성분이나 안전성을 위해 국가기관에서 인정하는 인증서가 있는지도 확인하는 것이 바람직하다. 근력운동은 영양 섭취까지다. 영양 섭취가 완벽했을 때 근육이 계속 발달할 수 있음을 반드시 알아야 한다.

영양 섭취 타이밍을 지키자

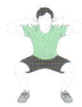

근력운동 후 영양 섭취는 필수다. 또한 영양 섭취는 무엇을 먹느냐보다 언제 먹느냐가 더 중요하다. 운동생리학자와 영양학자들의 장기간 연구에 의하면, 몸이 영양 섭취를 필요로 할 때 에너지를 정확하게 공급해주어야 근육 생성을 극대화할 수 있기에 '무엇을 먹느냐'보다 '언제 먹느냐'가 더 중요하다고 한다.

운동 후 타이밍에 맞게 영양을 섭취하면 더 많은 근육이 만들어지는 반면 지방은 더 적게 만들어진다. 사실 운동선수들이나 근력운동을 하는 사람들이 근육 발달에 필요한 만큼 단백질을 섭취하지 못하는 경우는 거의 없다. 그런데도 불구하고 근육이 지속적으로 발달하지 못하는 것은 영양 섭취의 타이밍에서 답을 찾아야 한다.

공복 상태로 운동하면 근육이 줄어든다

첫째, 운동 전과 운동 중에도 영양 섭취가 필요하다. 공복 상태로 근력운동을 하는 것은 오히려 근육을 빼앗기는 좋지 않은 방법이다.

근력운동을 하면 주 에너지인 근 글리코겐이 순식간에 소모된다. 스쿼트 한 종목을 가볍게 3세트 하는 동안 근 글리코겐이 1/3 정도 소모되고, 7세트를 하면 1/2 정도가 소모된다. 그러므로 3개 종목을 3세트씩 모두 10세트 이내에서 끝내는 가벼운 근력운동도 공복 상태로 하면 근육 발달 효과를 제대로 보지 못한다. 중급자 이상이나 고중량으로 운동하는 상급자도 마찬가지이다. 10~30세트까지 하거나 고중량으로 파워 운동을 하는 경우 운동을 하는 동안 더 많은 근 글리코겐이 소모되기 때문에 공복 상태로 운동하면 오히려 근육이 줄어드는 역효과가 나타날 수 있다.

우리 몸은 주 에너지원인 근 글리코겐, 즉 탄수화물이 소모되어 정상치 이하로 떨어지면 보충하려는 시스템에 의해 부신에서 코티솔 호르몬을 즉각적으로 분비하고, 분비된 코티솔 호르몬은 근육을 분해해서 혈액의 당 농도를 유지하려 한다. 근력운동 시에는 더 빠르게 근 글리코겐이 소모되는데, 그럴수록 더 빠르고 더 많이 코티솔 호르몬이 분비되어 근육 분해를 통해 혈당을 유지하려고 하는 것이 문제이다. 근육이 분해되면 근육을 잃게 된다. 근력운동으로 근육을 잃는다면 오히려 근력운동을 하지 않는 것보다 못하다.

그러므로 근력운동 전과 운동 중에는 탄수화물과 단백질이 포함된 음료를 마시는 것이 좋다. 음료를 권장하는 이유는 운동 중에는 소화 능력이 떨어져 흡수가 빠른 음료로 섭취하는 것이 이상적이기 때문이다. 일반적으로 운동하기 10~30분 전에 섭취하고, 운동 중에는 소량씩 자주 섭취해야 한다. 그러나 너무 많은 양을 섭취하면 지방으로 흡수되어 체지방량이 증가할 수 있으니 주의해야 한다. 보통 음료로 섭취하는 양은 가벼운 운동 시 500㎖, 고중량 운동 시 1,000㎖ 정도가 좋다.

고품질 단백질보다 운동 후 45분 섭취가 더 효과적이다

둘째, 운동 후 45분이 영양 섭취의 골든 타이밍이다. 근육 증가에는 단백질이 필수이며 충분하게 보충해야 한다. 단백질은 판매 제품도 다양하고 가지 수도 많지만 고품질 단백질이라고 해도 어떻게 섭취하느냐에 따라 효과가 다르다.

많은 연구에 의하면 운동 종료 2시간 후에 섭취한 고품질 단백질보다 운동 후 45분 이내에 섭취한 저품질 단백질이 체내에서의 단백질 합성 효과가 80% 더 높다고 한다. 흡수율과 질이 뛰어난 고품질 단백질이라고 해도 운동 후 45분 안에 보충하지 않으면 효과가 적다는 뜻이다.

또한 단순히 단백질만 보충하는 것보다 단백질과 탄수화물 혼합 보충이 손상된 근육 회복에 더 효과가 크다. 12주간 근력운동을 실시한 연구에서도 운동 후 45분 이내에 단백질과 탄수화물 혼합 보충제를 섭취한 그룹에서는 근육의 크기와 근력이 8~15% 향상된 것으로 나타났다. 반면 운동하고 2시간이 지난 후에 섭취한 그룹에서는 근육의 크기나 근력의 변화가 크지 않았다고 한다.

근력운동으로 근육을 향상시키는 것은 운동, 영양 섭취, 휴식을 어떻게 하느냐에 따라 좌우된다. 적정한 운동으로 근육을 손상시키고 영양 섭취와 충분한 휴식으로 손상된 근육을 빠르게 회복시켜 더 비대하게 만들고 다시 운동할 수 있는 상태로 만드는 과정이 쌓여서 근육이 발달하는 것이다. 그러니 근력운동 후 45분 이내에 단백질과 탄수화물을 섭취해야 한다는 사실을 잊지 말자. 힘들게 근력운동을 해도 영양 섭취가 안 되면 제대로 된 근육 발달은 기대할 수 없다.

참고문헌

고바야시 히로유키, 《죽기 전까지 걷고 싶다면 스쿼트를 하라》, 동양북스
김동석·김준호·박지용, 《몸짱 상식 사전》, 비타북스
나가오 가즈히로, 《병의 90%는 걷기만 해도 낫는다》, 북라이프
나영무, 《운동이 내 몸을 망친다》, 담소
다케우치 마사노리, 《중년 건강 엉덩이 근육이 좌우한다》, 위즈덤스타일
로 슐러 외 3인, 《남성혁명 T-PLAN》, 삼호미디어
사이토 마사시, 《체온 1도가 내 몸을 살린다》, 나라원
송영규, 《피트니스가 내 몸을 망친다》, 위즈덤하우스
아보 도오루, 《체온 면역력》, 중앙생활사
안데르스 한센, 《뇌는 달리고 싶다》, 반니
안데르스 한센, 《움직여라 당신의 뇌가 젊어진다》, 반니
오시마 기요시, 《걸을수록 뇌가 젊어진다》, 전나무숲
웬디 스즈키, 《체육관으로 간 뇌과학자》, 북라이프
이시이 나오카타, 《내장지방 연소하는 근육 만들기》, 전나무숲
이시이 나오카타, 《평생 살찌지 않는 몸으로 건강하게 사는 근육 만들기》, 전나무숲
이시하라 유미, 《체온 1도 올리면 면역력이 5배 높아진다》, 예인
정건·강상욱·최하란, 《케틀벨 빠르게 몸짱 되기》, 위즈덤하우스
제니퍼 헤이스, 《운동의 뇌과학》, 현대지성
존 레이티·리처드 매닝, 《맨발로 뛰는 뇌》, 녹색지팡이
존 레이티·에릭 헤이거먼, 《운동화 신은 뇌》, 북섬
존 아이비·로버트 포트먼, 《영양 섭취 타이밍과 근육 발달》, 라이프사이언스
최원교, 《케틀벨 혁명》, 군자출판사
하루야마 시게오, 《뇌내 혁명》, 중앙생활사

평생 걷고 뛰고 싶다면
생존근육 3가지만 키워라

초판 1쇄 인쇄 | 2024년 10월 2일
초판 2쇄 발행 | 2024년 10월 31일

지은이 | 이상모
펴낸이 | 강효림

편 집 | 곽도경
표지디자인 | 올컨텐츠그룹
내지디자인 | 주영란
일러스트 | 장윤호

종 이 | 한서지업㈜
인 쇄 | 한영문화사

펴낸곳 | 도서출판 전나무숲 檜林
출판등록 | 1994년 7월 15일·제10-1008호
주 소 | 10544 경기도 고양시 덕양구 으뜸로 130
　　　　위프라임트윈타워 810호
전 화 | 02-322-7128
팩 스 | 02-325-0944
홈페이지 | www.firforest.co.kr
이메일 | forest@firforest.co.kr

ISBN | 979-11-93226-52-0 (13510)

＊ 책값은 뒷표지에 있습니다.
＊ 이 책에 실린 글과 사진의 무단 전재와 무단 복제를 금합니다.
＊ 잘못된 책은 구입하신 서점에서 바꿔드립니다.

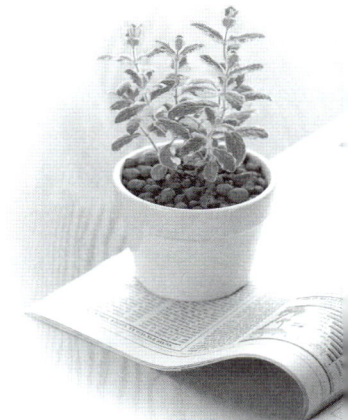

전나무숲 건강편지를
매일 아침, e-mail로 만나세요!

전나무숲 건강편지는 매일 아침 유익한 건강 정보를 담아 회원들의 이메일로 배달됩니다. 매일 아침 30초 투자로 하루의 건강 비타민을 톡톡히 챙기세요. 도서출판 전나무숲의 네이버 블로그에는 전나무숲 건강편지 전편이 차곡차곡 정리되어 있어 언제든 필요한 내용을 찾아볼 수 있습니다.

http://blog.naver.com/firforest

'전나무숲 건강편지'를 메일로 받는 방법
forest@firforest.co.kr로 이름과 이메일 주소를 보내주시거나
왼쪽의 **QR코드 링크**로 신청해주세요.
다음 날부터 매일 아침 건강편지가 배달됩니다.

유익한 건강 정보,
이젠 쉽고 재미있게 읽으세요!

도서출판 전나무숲의 티스토리에서는 스토리텔링 방식으로 건강 정보를 제공합니다. 누구나 쉽고 재미있게 읽을 수 있도록 구성해, 읽다 보면 자연스럽게 소중한 건강 정보를 얻을 수 있습니다.

http://firforest.tistory.com